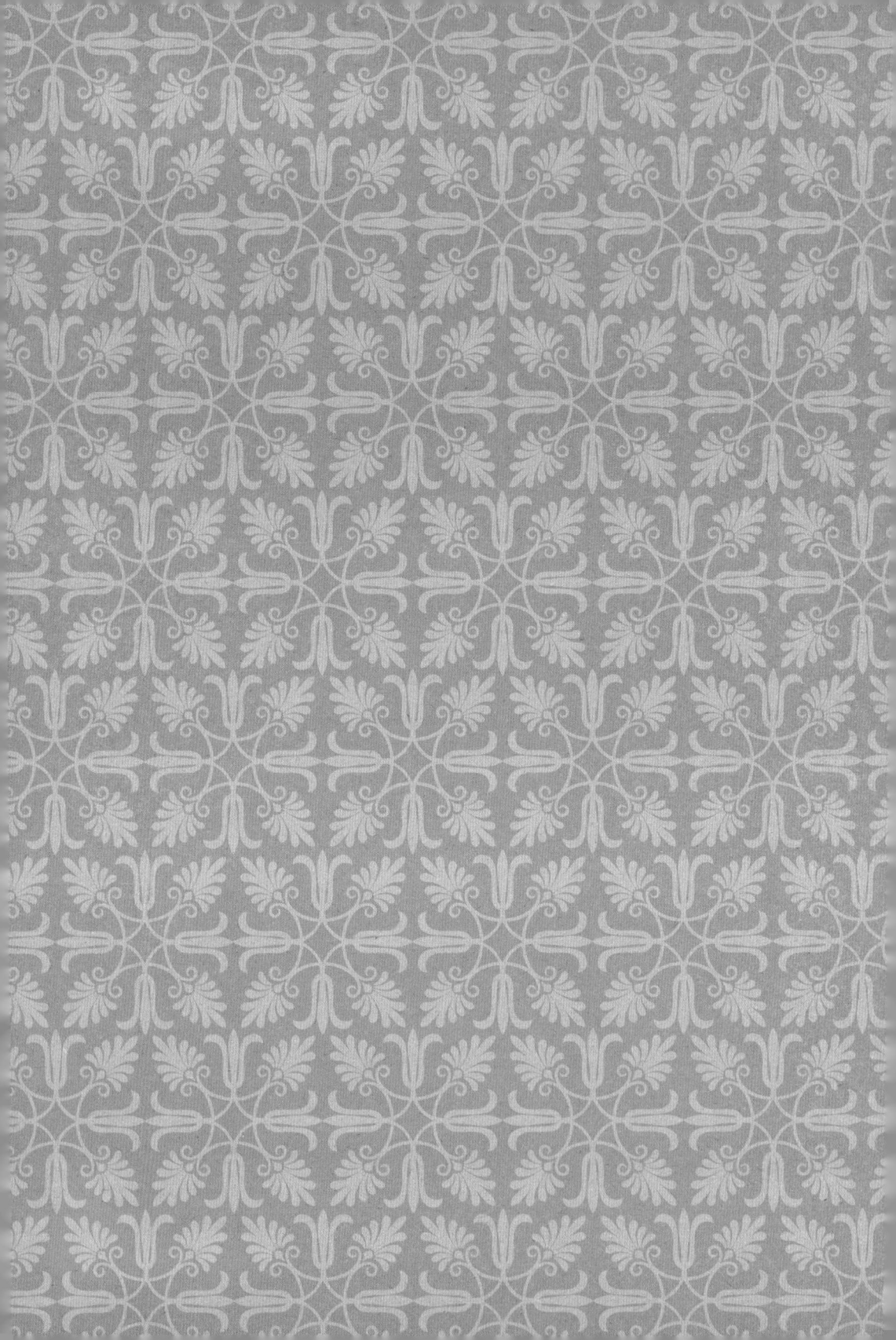

科学原来如此

人体的司令部

黄委委◎编著

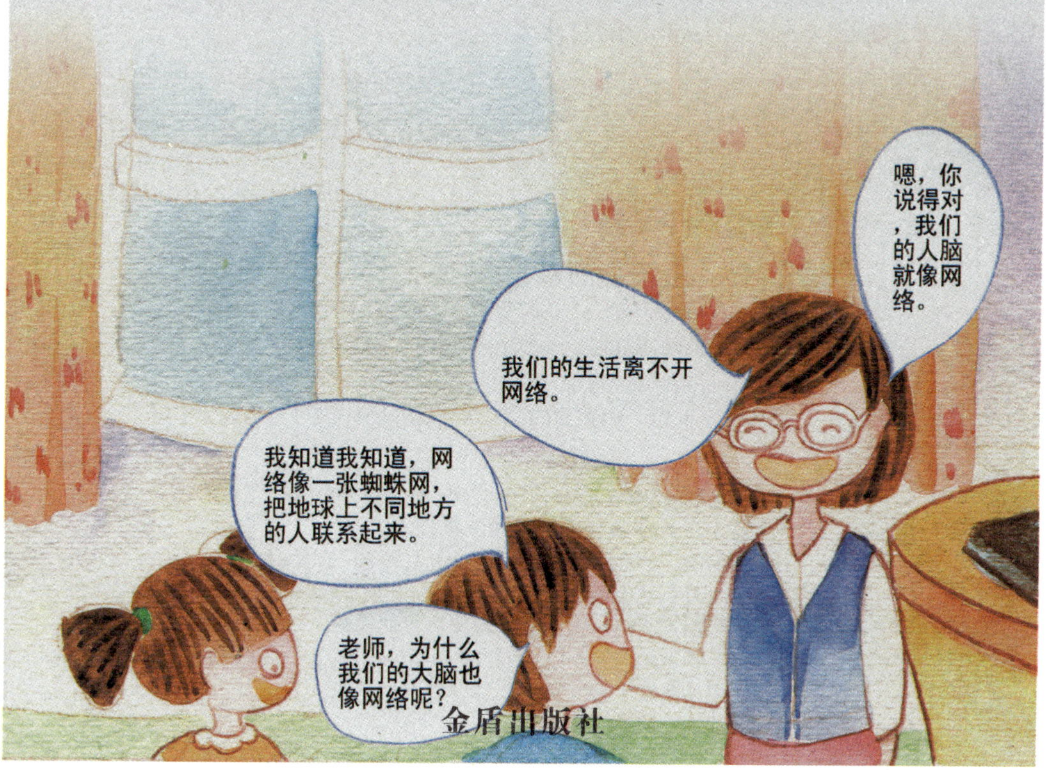

金盾出版社

内 容 提 要

　　大脑是人体最神秘的器官,虽然小,却控制着全身的血液和组织,更是每一个动作和决定的"总指挥官"。如此重要的同时,大脑也非常脆弱,受不得任何损害。本书详细地介绍了大脑的各种不为人知的秘密,它为何对我们的身体那么重要,以及该如何正确保护它。

图书在版编目(CIP)数据

人体的司令部/黄委委编著. — 北京:金盾出版社,2013.9(2019.3 重印)
(科学原来如此)
ISBN 978-7-5082-8469-9

Ⅰ.①人…　Ⅱ.①黄…　Ⅲ.①大脑—少儿读物　Ⅳ.①R338.2-49

中国版本图书馆 CIP 数据核字(2013)第 129354 号

金盾出版社出版、总发行

北京太平路 5 号(地铁万寿路站往南)
邮政编码:100036　电话:68214039　83219215
传真:68276683　网址:www.jdcbs.cn
三河市同力彩印有限公司印刷、装订
各地新华书店经销

开本:690×960　1/16　印张:10　字数:200 千字
2019 年 3 月第 1 版第 2 次印刷
印数:8 001～18 000 册　定价:29.80 元
(凡购买金盾出版社的图书,如有缺页、
倒页、脱页者,本社发行部负责调换)

前 言

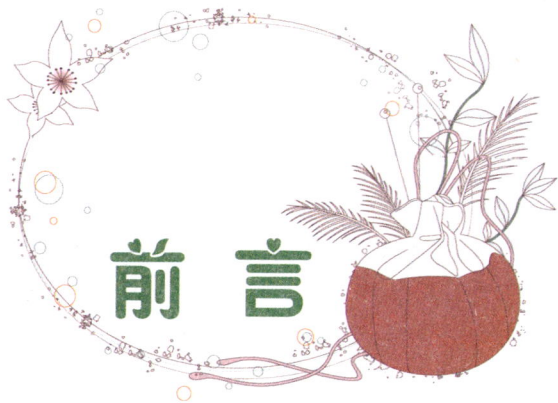

　　生物学家说：人是一种高级动物。但我们知道，人跟动物有着本质的区别。究其原因，就在于人类有着与动物不同构造的大脑，使得人们学会思考、分析和解决问题。大脑对人类的重要性不言而喻，人类只有科学地认识大脑，才能科学地开发大脑，更好地解决生活中遇到的各种问题。

　　大脑作为自然界最复杂的系统，它的思维、认知、精神等高级功能所独具的深刻内涵，使得大脑成为这么多年来科学家们不懈研究的一个重要课题，揭示大脑的奥秘成为现代科学面临的巨大挑战。虽然这是一个漫长的过程，但随着研究的深入，科学家们的发现使得我们懂得怎样运用以及开发我们的大脑。

　　就比如我们知道大脑是全身耗氧量最大的器官，占人体总耗氧量的四分之一，因此氧气充足有助于提高大脑的工作效率，保持高度的注意力。因此，学习、工作的时候，我们要注意保持空气畅通，环境舒适，有利于我们能够集中注意力，提高效率。

　　大脑百分之八十以上由水组成，大脑所获取的所有信息都是通过细胞以电流形式进行传送，而水是电流传送的主要媒

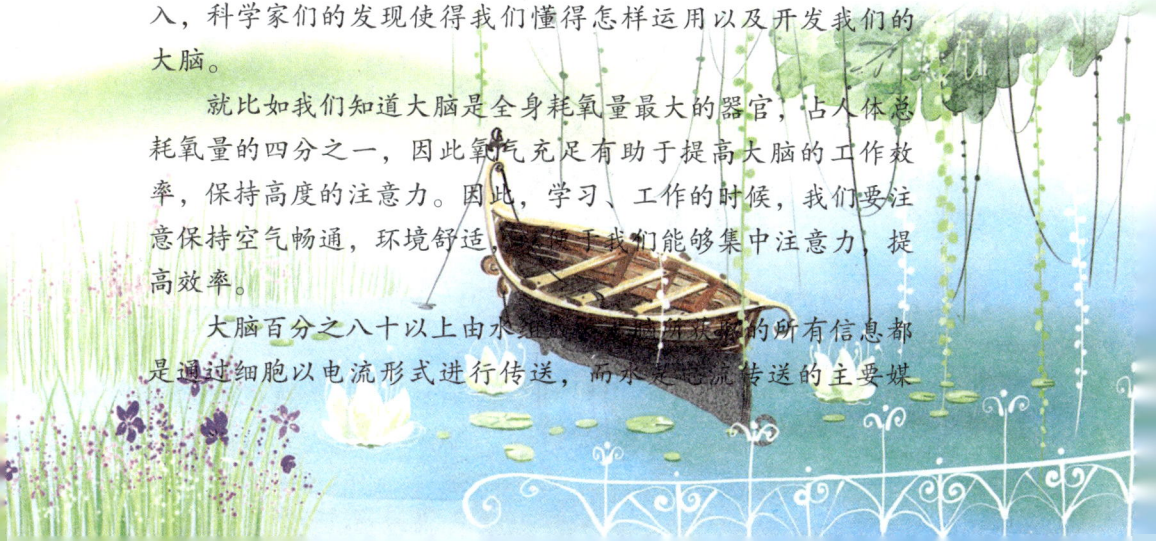

介。所以，每天早上起来的时候，喝一杯水，有助于保持清醒的头脑。

人的一生，是探求的一生，这是一种与生俱来的本能，也是大脑的基本功能。科学家们喜欢把大脑分为"左脑和右脑"来研究，事实上，对于一个健康的人来说，每一项活动，或者每一次思考，都是大脑两个半球相互作用的结果，缺一不可。但我们仍然要把大脑剖析成脑干、间脑、小脑和端脑等部分，其目的是为了更好地认识大脑，熟识大脑各个部分不同的功能系统，了解它们的优势，这样我们才能真正做到科学用脑。

"脑越用越灵"，实践证明，人用脑越勤，大脑各种神经细胞之间的联系越多，形成的条件反射也越多，在面对问题的时候，能够想到的办法也就越多。古代著名历史学家司马迁就说过："精神不用则废，用之则振，振则生，生则足。"勤奋工作，积极创造，可以刺激脑细胞再生，并能恢复大脑活力。但如果你懒于动脑，那么面对新问题时，你将会手足无措，大脑一片空白。

在一定程度上，一个人的非凡才能是与生俱来的，但后天的培养同样不可忽视。大脑是人体进行思维活动最精密的器官。我们想要在短暂一生中有所作为，那么首先要做的事情就是动脑、用脑，健脑，防止脑功能衰退，还要记住一句话，那就是活到老，学到老。

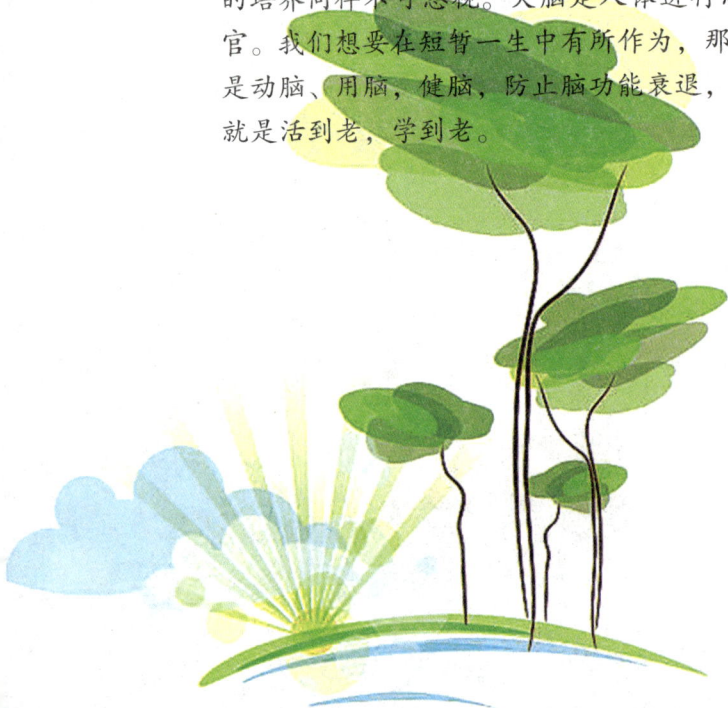

目录

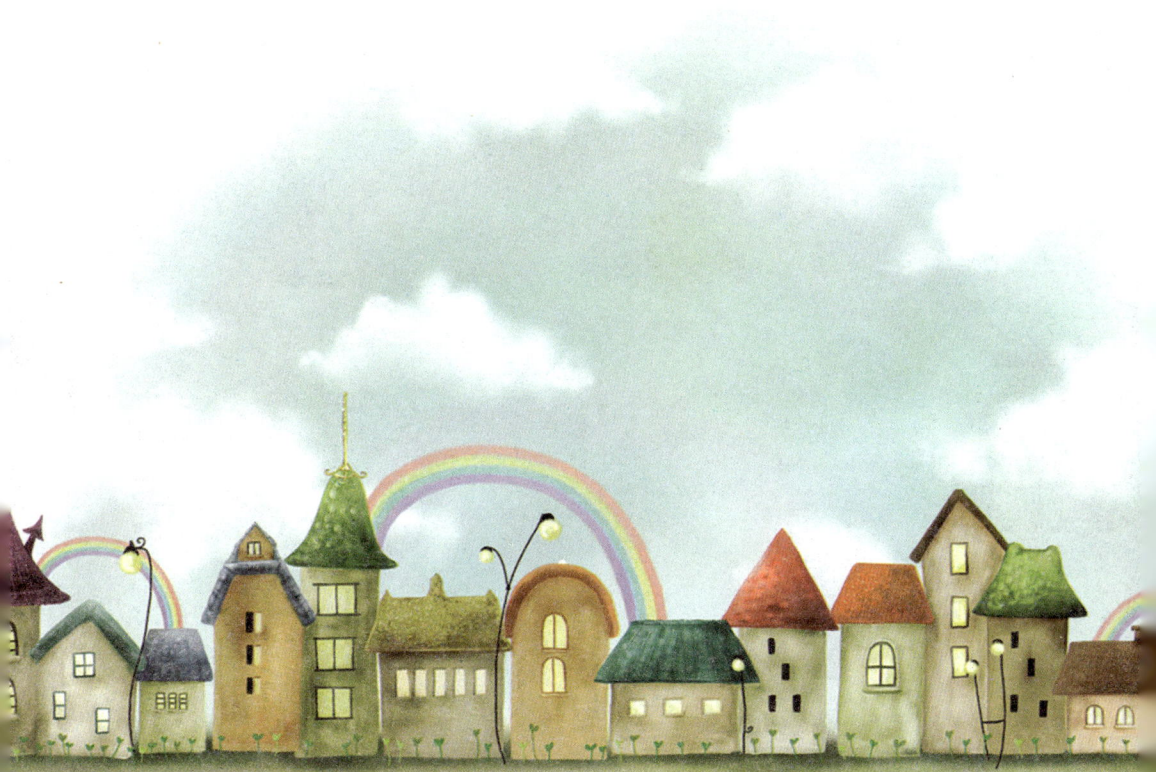

CONTENTS

目录

CONTENTS 目录

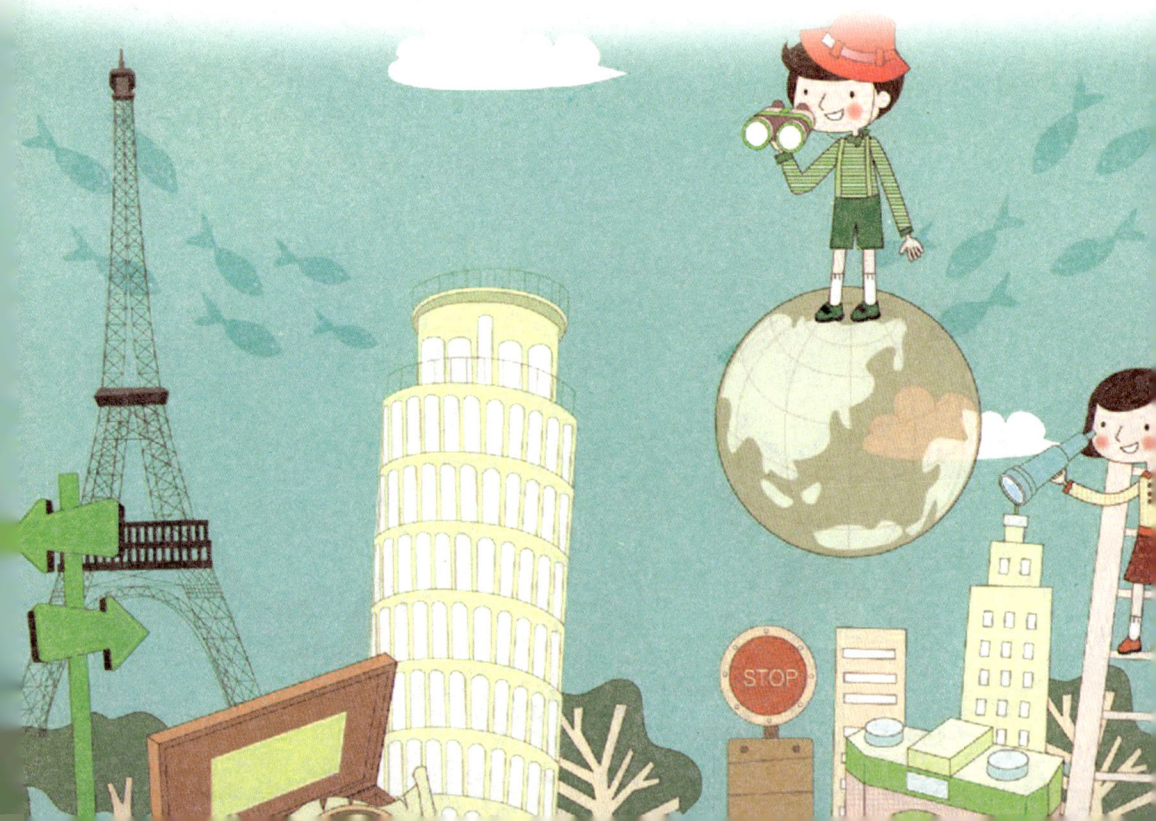

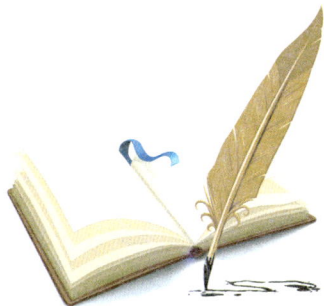

大脑的秘密

◎正在上课的时候，明明突然大叫了起来。

◎同学们哈哈大笑了起来，老师赶紧叫大家安静下来。

◎明明有些不好意思，先前的高兴劲完全没有了。

◎看着天真的明明，老师摇了摇头。

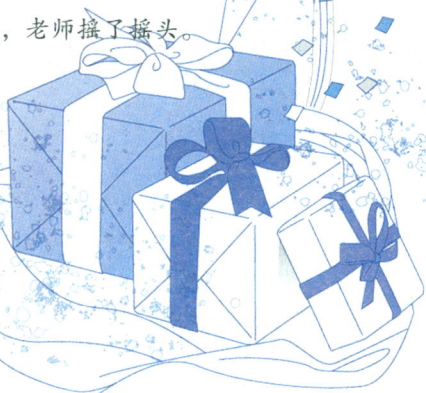

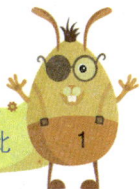

老师，我长大了！

因为我有秘密，妈妈说有秘密的时候就是长大了。

大家安静，明明，你为什么说你自己突然长大啦？

只有知道了大脑的秘密，才能确定人生的方向呀！有了人生的方向，才能真的说明你长大啦！你知道大脑的秘密吗？

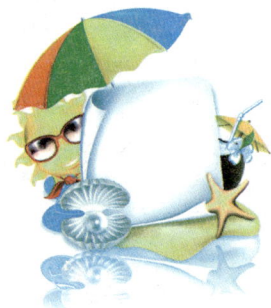

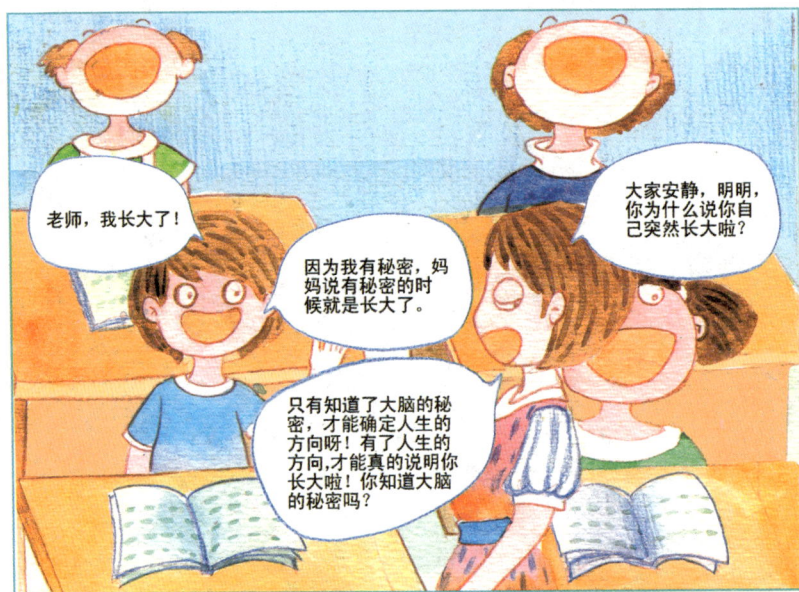

大脑究竟有多神奇？

你们知道人和动物最根本的区别是什么吗？有人说是劳动，但是一些动物为了生存，他们也进行一些简单的劳动，比如，熊为了吃到蚂蚁，会用断树枝掏蚂蚁窝。有人说是语言，但是很多动物都有自己的语言，只是我们极少能够识别罢了。

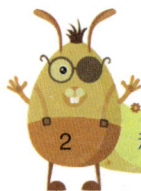

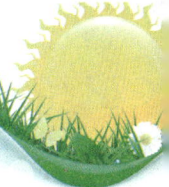

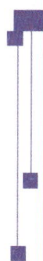

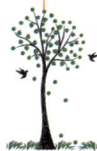

那么，为什么人类会成为最高级的动物呢？

肯定有人想到了，那就是因为人类有头脑，会思考。动物也有脑细胞，但是跟人类的脑细胞不同，人脑是容量最大，发育最完整，细胞活跃数量最多的，在机能方面也存在着重大的区别：动物只能在第一信号系统范围里活动，也就是说动物的大脑只能对直接作用于它们身体各个器官的具体刺激做出反应；而人脑则除此之外还存在第二信号系统活动，即对作为信号刺激的语言做出反应。

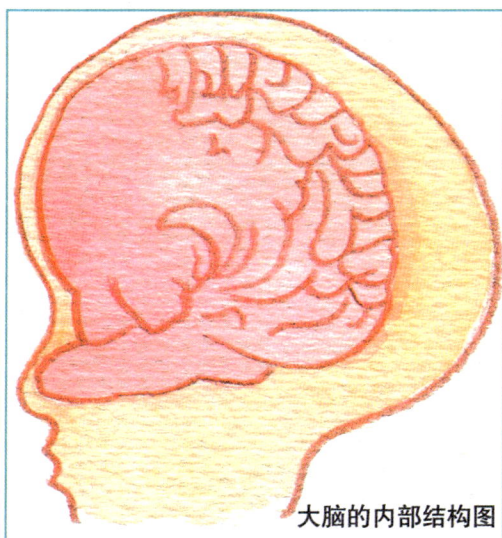

大脑的内部结构图

人的大脑及高级神经系统，使人具有反映客观外部世界的特殊思维活动和能力，其中包括形象思维和抽象思维能力。人脑的功能大大超过其他动物，具有其他动物所不具备的思维能力。

大脑的潜能是无限的，而且大脑也不是固定僵化的，在我们不断地学习认知新事物的过程中，人脑的各个系统会同时进行更新，这样一来，我们就会变得越来越明智，睿达。一个普通人的三分之一大脑的空间就相当于将200个室内足球场全部装满书籍的空间！这是九十年代英

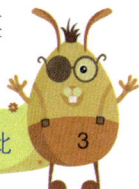

国科学家的测算，但是现在的研究认为，人脑的存储量要比这多得多。

多么神奇的大脑！我们现在是不是应该庆幸自己拥有这样的大脑呢？我们既然拥有这样潜能无限的大脑，是不是应该好好珍惜和利用，争取认识更多的事物，理解更多的事情，做更多的贡献？

如果没有大脑

我们都知道，我们的一言一行都离不开大脑，但是大家有没有想过，如果没有大脑，我们会怎么样？我们的生活又会变成什么样子？

这是个很有意思的问题。你一定没有想过对不对？如果没有大脑，我们会怎么样呢？是不是和所有的动物一样，吃、喝、住、行都按着本能，这样的话，社会就乱了，更谈不上人类发展，也更别提什么文明和历史了。

复杂的脑细胞

脑科学告诉我们，大脑是人身上唯一一个可以终生发育成长的器官。所以，如果没有大脑，我们人脑的记忆和信息功能就会消失，要是没有大脑，你可能连锅里的饭煮没煮熟，饭菜有没有烧好都不知道。

在人们生产生活中，大脑细胞透过学习、思考，不断加深我们的认识逻辑，一个脑细胞大约可以和 15 万个细胞发生联系，相当于英特网

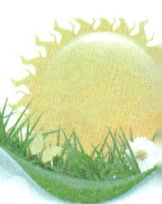

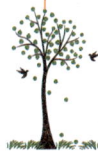

的一个缩影，或者可以说地球目前使用的英特网是一个人使用大脑的一个外化。

一个脑细胞如果用数据来算，那会是相当惊人的，或许，你会感叹人脑太不可思议了！一些大科学家就曾发出惊叹：宇宙间再也没有什么东西比人脑更大的秘密了！黑洞什么的，都比不上人的大脑。

如果没有大脑，人们的创造力就会消失。广告上有句话说得很好，只有做不到，没有想不到。从这个意义上来说，人脑在人类历史发展中充当着不可替代的作用。总的来说，人类就是不能没有大脑！

创造是一种能力，这种能力是可以通过学习和训练来提高的。就像我们跑步，当然每个人都会跑步，但通过训练，我们会跑得更快，更轻松，大脑的创造力也是如此。但是如果没有大脑，就不会有这些存在。

大脑与生活

生活可以充实大脑，开发大脑是为了更好地生活。两者是相互的，互为前提。

我们生来就会吃饭、睡觉，这是人的本能。但是我们生活中除了吃饭、睡觉这些生存需求之外还有很多的事情，人类要发展，就必须要创造，等等，这些都离不开大脑的作用。

人类智慧产生的大脑，也就是海，是人类不断沿着新的航路，一种采撷思维的花束而开拓出来的智慧之"海"。

要知道，世界科学巨星爱因斯坦一生的科学思维创造了轰鸣于千古的辉煌业绩，然而他也只动用了大脑潜能的30%！千万不能小瞧这百分之三十，因为迄今为止，依然没有人对人类的贡献能够与之匹敌。

可见，人脑的承受力及其潜在的发展力，以及脑海所具有的其他功能，诸如创造性思维等功能的潜力更是大得无与伦比了。只要充分挖掘人脑的潜能，我们一定能够在属于自己的位置上大有所为。

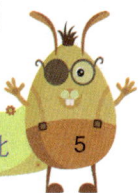

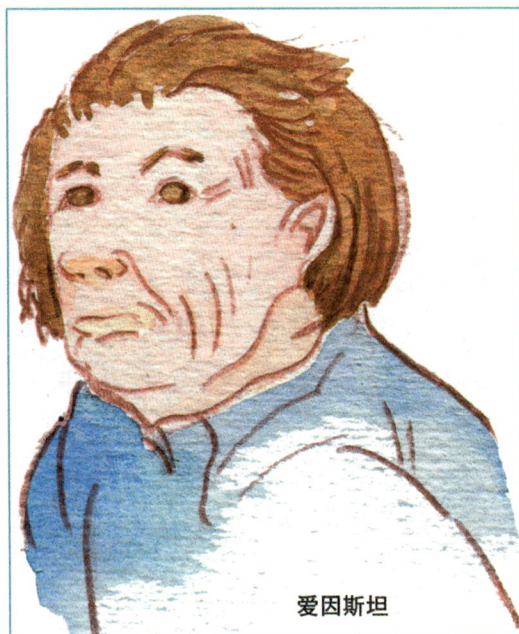

爱因斯坦

　　人的一生极其短暂，而无穷尽的脑力之源正在熟睡，怎么样在有限的生命里探索人脑的无限智慧，发挥它的潜能，这又是另一个课题了。这个课题要留给我们去研究和发掘，因此，我们一定要多多努力了，多用自己的大脑。

小链接

你所不知道的这些数据

　　现代人脑平均重量约为1400克；

　　一个经常动脑、勤于思考的人，其使用的脑细胞仅为大脑细胞的1%；

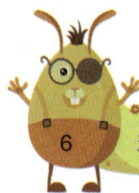

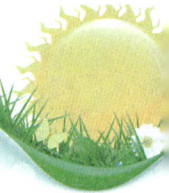

如果将人脑记忆容量换算成比特，那么，一个人的大脑每秒钟能接受 10 亿比特的信息。即使假设 99% 被遗忘，只记住 1%，人的一生能记忆的信息是 10 的 16 次方，即一京比特。注：一京是 100 亿的 100 万倍，这也就是说，人脑的记忆容量高于计算机 100 万倍；

每一个神经元，从接收到信号，到被激发而发出信号，所需要的反应时间少于 0.1 秒。

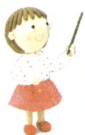

师生互动

学生：老师，我们的大脑被开发了多少？

老师：一个普通人的脑细胞大概有 140 亿～150 亿个。但是这些脑细胞里面有百分之九十都没有被开发出来，其余的都处于休眠状态。要想把这些都没有开发出来的脑细胞开发出来，从而让我们变得更加聪明，就必须要加强教育，多学东西，提高自身的文化素质，放大自己的眼光，勤于思考，多想一些前人没有想过的东西，多想一些有意义的事情，这样，大脑才能得以开发。

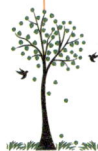

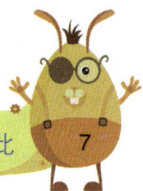

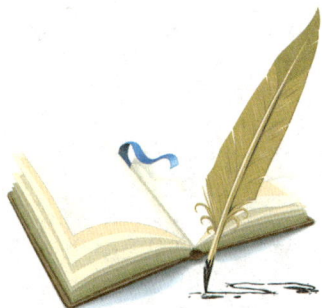

脆弱的大脑

◎ 明明帮妈妈买好鸡蛋，高高兴兴地回家。

◎ 回家路上，明明边唱歌边跳舞，想到能帮妈妈做事心里很高兴。一不小心明明被石头绊倒了。

◎ 明明爬起来，拍拍身上的泥土，还好没受伤。但是，刚买来的鸡蛋都碎了。

◎ 明明看着碎了一地的鸡蛋，心想，鸡蛋是这个世界上最脆弱的东西吧。轻轻一跤，他一点痛都没感觉到，鸡蛋却全碎了。

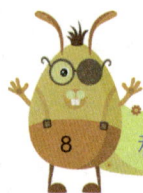

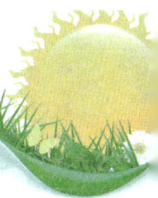

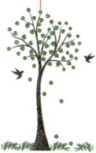

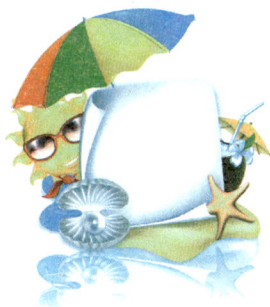

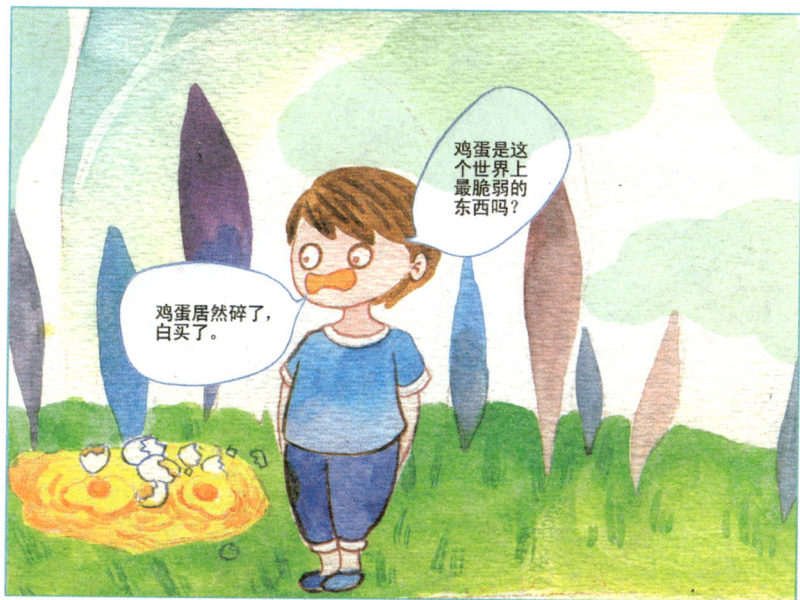

世界上最脆弱的东西

鸡蛋是这个世界上最脆弱的东西吗？有人会说豆腐比鸡蛋脆弱多了，鸡蛋还有一层外壳，但是豆腐连外壳都没有，相对于鸡蛋，豆腐更加易碎一些。

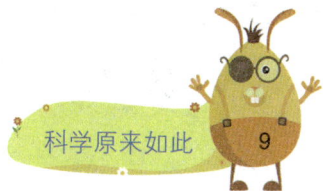

那你们觉得呢？

其实，比起鸡蛋和豆腐，人脑是最脆弱的。想知道是为什么吗？

因为我们的生命只有一次，而且生命的活动都离不开大脑。我们在生活中的一丁点不好的习惯都会伤害到我们的大脑。大脑受到伤害，人的智力和思维活动就会受到影响。

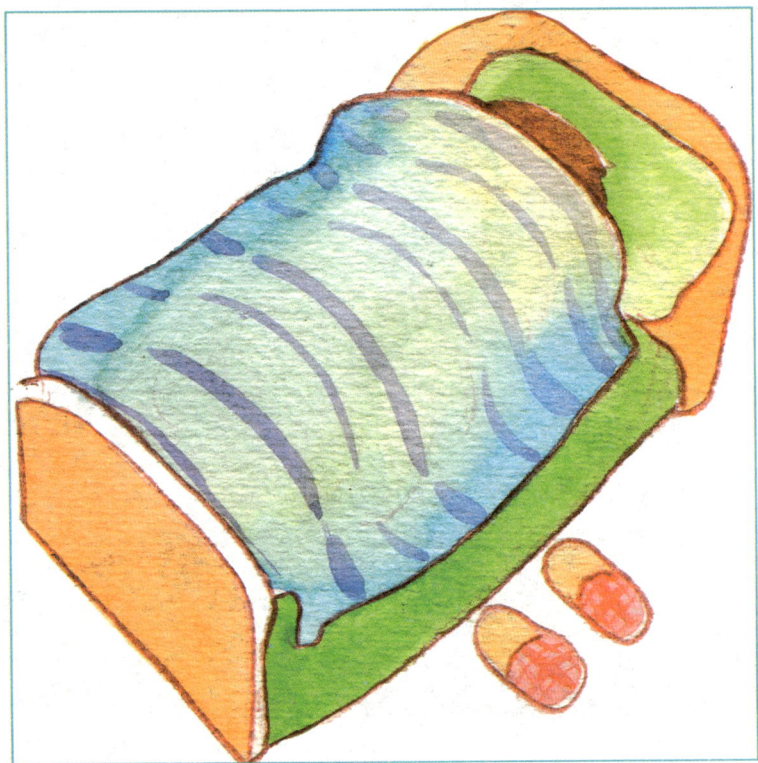

你有没有觉得自己的大脑迟钝，身边的人都比自己聪明，而且很容易健忘呢？那就看看在日常生活中，有没有以下损害大脑的坏习惯呢？如果有的话，要尽快改掉这些坏习惯哦！

冬天了，你有没有蒙着被子睡觉的习惯呢？这可是伤害大脑的恶习哦！随着棉被中二氧化碳浓度的升高，氧气浓度不断下降，长时间吸进

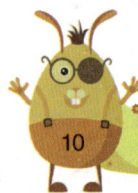

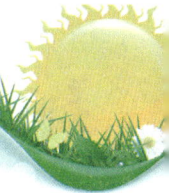

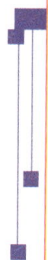

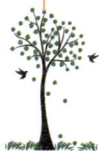

潮湿的空气，对大脑的危害极大。

　　不良的饮食习惯也会损害到大脑哦！特别是长期不吃早餐的人，因为休息一整个晚上之后，需要营养的补给，不吃早餐使人的血糖低于正常供给，对大脑的营养就会供应不足，久而久之就会使人的记忆力下降，智力也会受到影响。饮食讲究的是适量，如果长期饱食也会影响大脑呢！因为吃很饱之后，大脑中一种叫做"纤维芽细胞生长因子"的物质会明显增多。这些纤维芽细胞生长因子能使毛细血管内皮细胞和脂肪增多，促使动脉粥样硬化发生。时间久了的话，就会引起脑动脉发生硬化，出现大脑衰弱和智力减退等现象。所以，要记得注意保持好的饮食习惯哦！

你所不知道的损害大脑的恶习

　　除了刚刚说过的蒙头睡觉、不当饮食之外，还有很多生活中的坏习惯，一不留意就会对我们的大脑造成伤害哦！下面，我们一一来了解吧！

　　生病的时候用脑。每个人都有生病的时候，不管大病小病，都是非常难受的，生病时候头会很晕，四肢无力，如果这时候勉强坚持学习或者工作，不仅效率低下，而且容易造成大脑疲劳，损害脑细胞。

　　睡眠不足。人在一定时间学习工作之后都会产生疲劳的感觉，消除大脑疲劳，最主要也是最有效的方式就是睡一觉。如果大脑得不到很好的休息，长期睡眠不足或者睡眠质量太差，

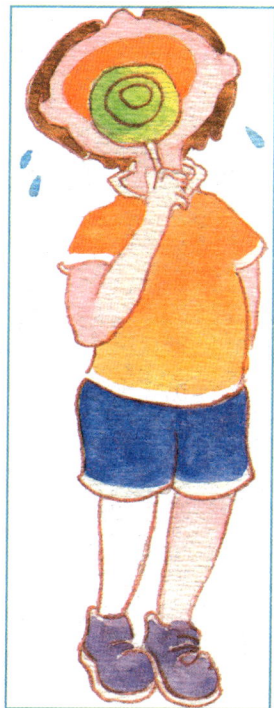

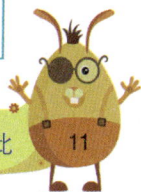

就会加速脑细胞的衰退，聪明的人也会变笨哦！

过量的甜食。很多小朋友喜欢吃甜食，而且是没有节制地吃，这是不对的哦！儿童脑部的发育离不开食物，因为食物中含有充足的蛋白质和维生素，如果吃太多甜食，则会引起食欲下降，从而影响蛋白质和维生素的摄入，造成营养不良，进而影响大脑的发育。

沉默少语。你一定不知道说明能够促进大脑的发育和锻炼大脑的功能，如果一个人多说一些内容丰富、哲理性强和有一定逻辑思维的话，那么他会比他人显得更聪明，这是因为大脑中有专属言语的叶区，多说话，经常跟人沟通交流，是锻炼大脑的一种有效方式。

不爱思考。有道是手越用越巧，脑越用越灵。如果你不爱动脑，一遇到问题不是逃避就是请求别人帮助，就是不肯动一动脑子思考一下，这样一来，你会发现自己越来越笨哦！

好好保护大脑

脆弱的大脑需要我们怎么用心呵护呢？

说起来简单，但也需要我们注意日常生活的小细节，因为很可能因为你一时的大意，造成不可避免的伤害。所以，在平时的生活中一定要注意按时休息，合理用脑和正常饮食哦！

如果你觉得很累了，那就不要再勉强自己去学习，而是要放下手中的书本，出去走走，呼吸新鲜空气，或者好好睡一觉，醒来精神气爽的时候再集中精神学习，这样学习效果才会事半功倍哦！

如果你不习惯早上吃早餐，那就从现在开始改掉这个习惯哦！而且要注意吃一些对补充大脑有利的食物，如：蛋黄、大豆、瘦肉、牛奶、鱼、动物内脏（心、脑、肝、肾）及胡萝卜、谷类等。这些食物不仅含有丰富的卵磷脂，对脑髓的发育也有积极的作用。

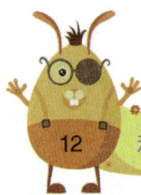

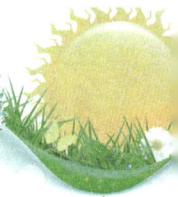

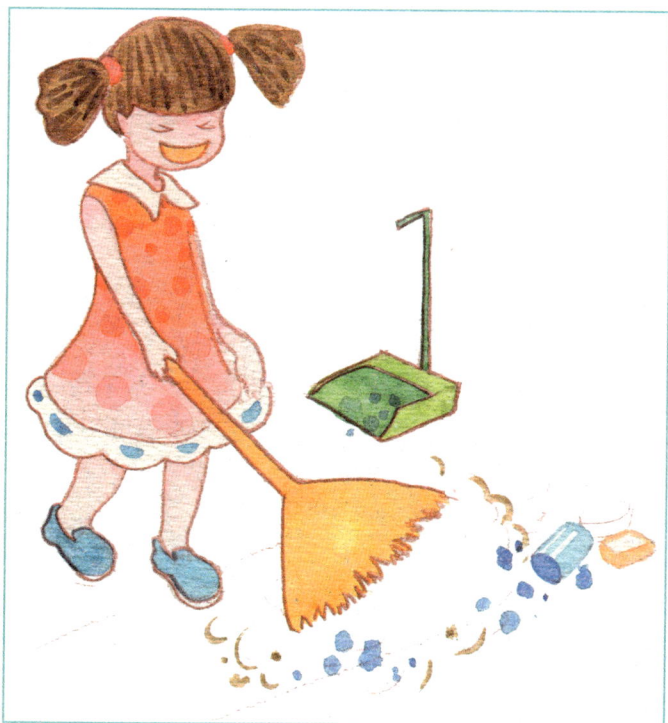

如果你因为自己笨而失去信心，千万不能灰心丧气哦！没有谁就比别人聪明，比他人笨是暂时的，那是因为大脑没有得到很好的开发，只要你比别人勤奋一点点，多动脑，多思考，那么你一定不比他人差！

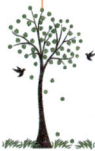

小链接

对大脑有利的事物

锌在促进脑神经细胞核酸的复制与蛋白质的合成中扮演重要角色。所以说，多吃含锌的事物能够给我们的大脑补充营养，活跃脑细胞，让我们更加聪明哦！

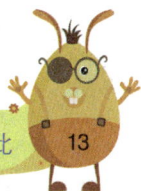

一般说来，含锌量高的食物有牡蛎、扇贝、海螺、海蚌、动物肝、禽肉、瘦肉、蛋黄及蘑菇、豆类、小麦芽、酵母、干酪、海带、坚果等。

除此之外，还应注意适量补充含 DHA 的食物或精制品。DHA 是人脑营养必不可少的高度不饱和脂肪酸，DHA、胆碱、磷脂等是构成大脑皮层神经膜的重要物质，是贮存与处理信息的重要结构，它在维护大脑细胞膜的完整性，促进脑发育、提高记忆力方面有着重要作用。海鱼、鱼油、甲鱼等就含有丰富的 DHA 哦。

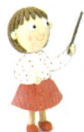

师生互动

学生：睡眠不足会使人的记忆力下降，那是不是睡得越多越好？

老师：答案是否定的。具体的睡眠时间因人而异，但有一点是肯定的，那就是六小时的优质睡眠比八小时的低质睡眠使人体得到更好的休息。因为在深睡眠期间，脑可以充分休息，缓解脑疲劳。其实短睡眠可以省下来很多时间，而且还可以开发智力，但是如果你睡眠质量不好，就不要勉强自己只用四个小时的睡眠时间代替八个小时的睡眠时间哦！

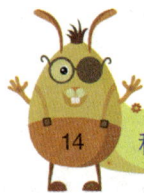

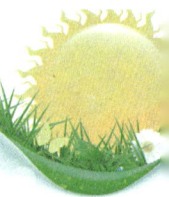

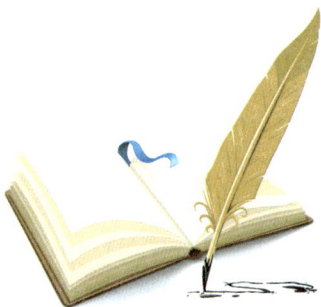

别烧坏了你的大脑

◎明明躺在床上一动都不动，因为昨天贪
　玩淋了雨，他感冒了，并且发起了
　高烧。
◎明明躲在被子里，妈妈在床边，焦急地
　想把明明拉起来去医院打针。
◎医院里，明明看着护士阿姨拿着尖尖的针
　头，吓得大哭起来。不管妈妈和护士阿姨
　怎么劝说，明明还是哭闹不止。

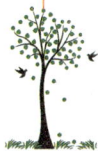

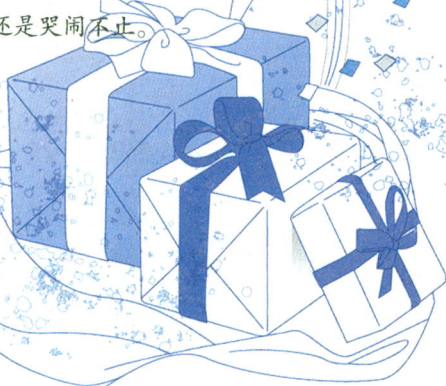

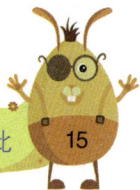

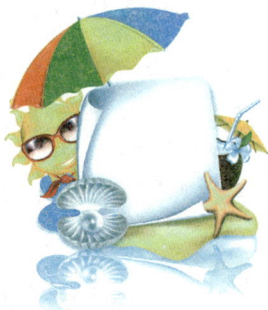

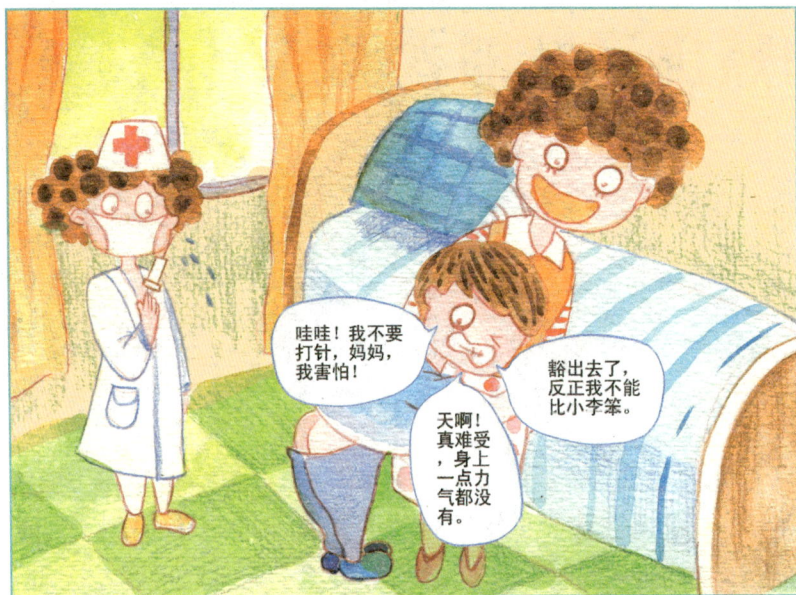

发烧的原理

我们每个人或多或少都有过发烧的经历，简单一点来说，发烧就是发热，即人的体温超过正常高限的现象。这看似很简单的常识，但其中的医学原理值得我们去了解哦！

通常情况下，我们会以腋窝体温为标准，超过 37.4℃ 就定为发热

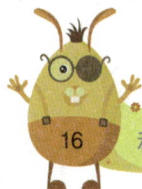

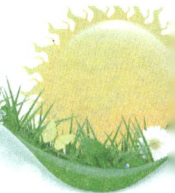

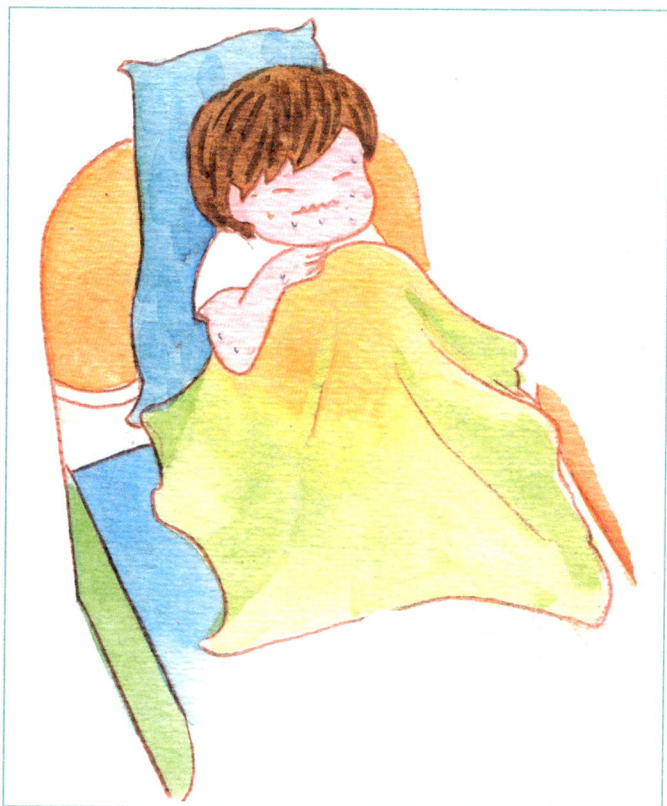

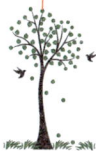

或者发烧，这就是为什么我们感冒的时候护士阿姨会让我们拿体温计测腋窝温度啦。当然也有以口腔为准的。

我们中医中所说的发热有两种，第一种是因为受到了空气中的病毒或细菌的感染所导致的，这种属于外感发热；还有一种是因为饮食不规律或者过度劳累等情况所导致的，这属于内伤发热。但是现在医学却认定，发烧是因为体内白细胞为了吞掉细菌而迅速增加，消耗掉的氧气太多从而引起的。

我们熟识发烧，但不一定每个人都知道发烧的原理。我们都知道，事物的变化是内因和外因相互作用的结果，发烧也有内和外两个方面的

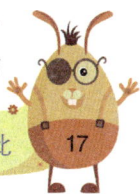

原因引起的哦！近年来研究证明，发热是在外热源通过内热源的作用下，丘脑引起的。

我们发烧的时候，机体一方面通过对流、辐射和蒸发等使热量散失；另一方面通过下丘脑的体温调节中枢，使血管扩张、循环加快、出汗、呼吸增快等，使散热增强。这就是为什么我们发烧的时候，会有发冷的感觉，甚至会打寒战，冒冷汗，然而肌肉颤动、收缩又使得机体产热增加，体温迅速上升，有时候还会忽冷忽热，非常难受，这就是外热源和内热源相互作用，而引起的恶性循环。

发烧的原因

有时候我们觉得自己的身体非常健康，但一不小心还是感冒发烧了，而且来势汹汹，一点征兆都没有，让人猝不及防。这是为什么呢？

发烧的原因有很多种，但首先我们先来了解发烧的利弊。发烧不是生病吗？为什么还有利弊之说？很多人难免有这样的疑问。不着急，让我慢慢来告诉你。

有一点要明确，那就是发烧本身不是疾病，而是一种症状。在某种情况下，发烧是好事，它是体内抵抗感染的机制之一，也是人体修复的最佳时机，特别是慢性病。发热时人体免疫功能明显增强，这有利于清除病原体和促进疾病的痊愈。发烧甚至还有它的用途：缩短疾病时间、增强抗生素的效果、使感染较不具传染性。

一年发一两次烧是很正常的，能够发烧，说明你的体质不错，是阳性体质。感冒后不发烧，你的身体才有问题，长此以往，弄不好十几年后会出大问题。

发烧的坏处是，人会觉得疲乏、无力、没有食欲、没有精神、注意力不集中，不利于疾病的痊愈，小孩长时间不退烧还可能引起抽筋，如

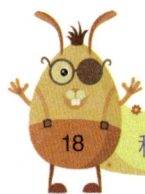

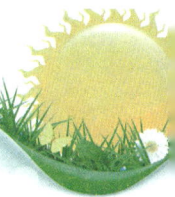

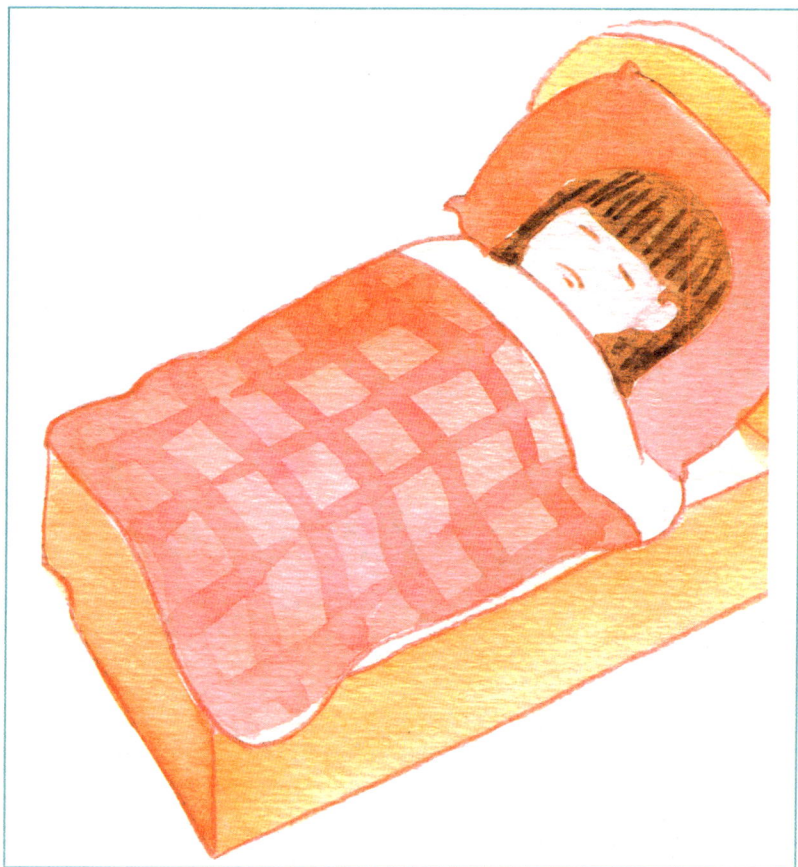

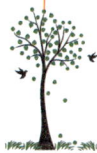

果抽筋时间很长的话，还有可能影响大脑功能。

　　引起发烧的原因有多种，常见的有：

　　感冒。我们经常把感冒发烧连在一起，这其中也是有原因的。感冒的时候，机体产生热，但皮肤毛孔被堵塞，致使体温、热气无法从皮肤毛孔排出，从而引起发热。

　　饮食不当。不健康的饮食使得肠胃无法消化所食之物，蓄积肠胃进而发酵产生热能引起发烧。这种症状以婴幼儿最多，表现为四肢掌心热，不似感冒时的四肢冷，消食就能够退烧。

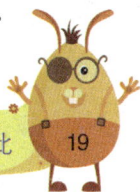

淤血引起发烧。人在受伤的时候，气血循环受到淤血阻滞，从而将体温升高引起发烧。我们在电视上也能够看到，主人公受伤时，一般会伴随高烧不退的情况，化淤后一觉醒来，烧就退了。

少儿长牙齿也会引起发烧哦！此外，出痘疹、中暑等等也会引起发烧。

发烧会烧坏脑子吗？

我们知道，一般的发烧只需要稍微留心不要再着凉，好好休息就好了。但是当人的体温超过40℃的时候，就会引起惊厥、昏迷，甚至留下严重后遗症。还有不少家长还认为发烧会"烧坏脑子、烧傻、耳聋、腿不能走路"。

事实上，超过40度的高温对全身各系统都有不利因素。但也不能说一定会造成什么严重后果，这也是因人而异。而我们所说的发烧会烧坏脑子，这其实是一个传统的观念，但也有一定的科学依据。

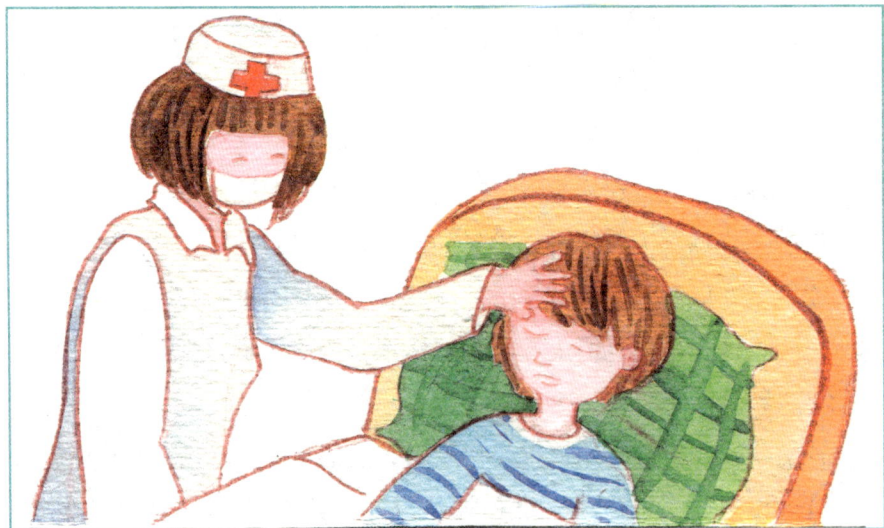

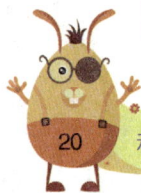

发烧本身是不会使"脑筋变坏，智能变差"的，因为人的机体内有体温调节中枢，一旦人的体温升高时，调节中枢就会对产热和散热进行调整，因此，人即使是发烧的时候，体温也很少超过41℃，也因此避免了高热引起的脑细胞损伤。如果超过了41℃，患细菌性脑膜炎或者败血症的可能性就比较高，只有脑炎、脑膜炎等疾病脑质本身受病毒破坏，才会伤及智力或者其他感官细胞。

脑细胞所能耐受的高温极限是41.6℃，如果超过这个极限，脑细胞就会因高温变质，因此造成的脑损伤是不可恢复的。不用担心，这种极端的高温很少伴随疾病发生。

发烧并不可怕，不必过度忧心，诊断的事情交给医生，而自己呢，努力配合治理就好啦。

小链接

发烧了怎么办？

发烧是正常现象，但也说明了你的身体健康状态存在问题，须引起我们足够的重视。那么发烧后，我们应该怎么办？其实我们也可以通过以下这些方法达到退烧的效果，如果不是很严重，可以不用去医院。

适当保暖。这是避免高烧不退的先决条件，如果你发烧的同时还着了凉，那不但不能让你的体温下降，反而会致使高烧的时间加长，痛苦加剧。因此，发烧的时候，保暖很有必要。

用冷水或者酒精去热。发烧就是身体的热气无法散去，为此在额头、手腕、小腿各放一块湿冷毛巾或者涂抹酒精，以达到祛热的效果，也可以将毛巾把冰块包起来，放在额头上。

多喝温开水。这是帮助退烧的常用方法之一，多喝温开水，能够促进皮肤出汗，进而使得体内的热气散发出来，达到退烧的目的。

药物退烧。要注意按医嘱服用，不能为了药效过量使用，因为药剂过量，很可能引起出汗过多，身体虚脱；也不能过于频繁服用，时间的间隔应严格按照要求，不然药物在体内蓄积会产生副作用。

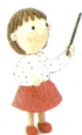

师生互动

学生：人为什么会无缘无故发烧？

老师：人体不会无缘无故的发烧，它是你的免疫系统在努力工作的信号。大自然中的病毒像个可恶的敌人一样，会入侵我们的身体。当你轻微发烧的时候，体内的免疫系统正在分泌特殊物质，在这过程中人的体温会升高。也就是说，人体在受到细菌和病毒侵害以后，免疫系统会本能的自动调节身体机制，创造一个高温环境，以利于自己的免疫细胞灵活行动去消灭敌人。但是，当你连续很长一段时间，那说明你的免疫系统很衰弱，它无力把入侵者驱逐出去，它在提示你：它需要能量。这种能量是富含植物营养素、抗氧化剂、多醣体的免疫营养食品。当你得到这个信号的时候，就要多吃类似的食物了哦！

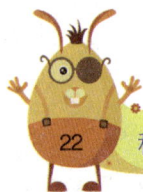

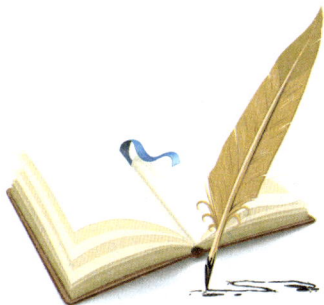

别睡坏了大脑

◎ 小丽找明明一起出去玩。

◎ 明明却不想去。

◎ 小丽有些不理解，为什么大周末的不出
去玩的。

◎ 明明可不相信。

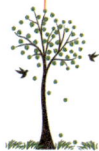

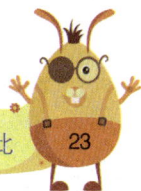

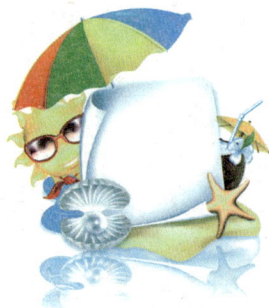

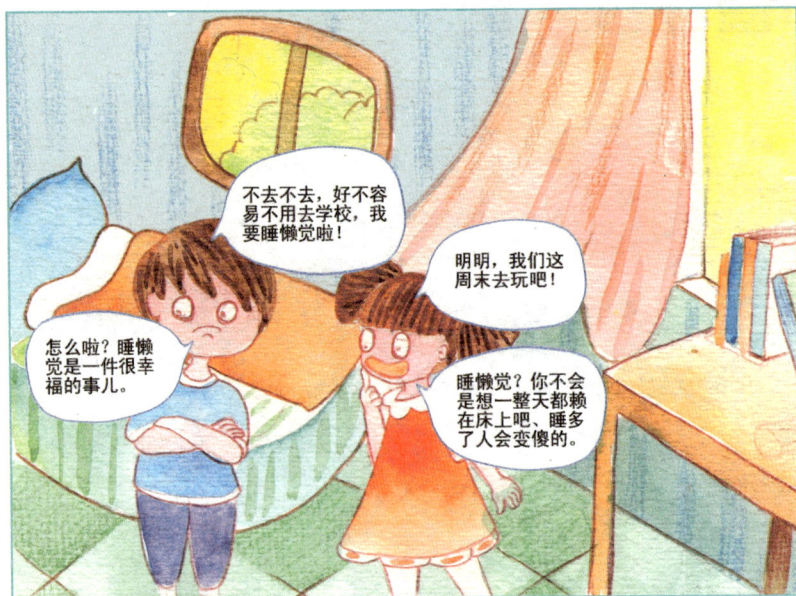

睡觉真的会变傻吗？

给出这个答案之前，我们先来讲个故事。

在很久很久以前，老国王病危了，临终前，他把两个儿子叫到床前，对儿子说，他守护了一辈子的国家，正受着邻国的挑衅和威胁，谁

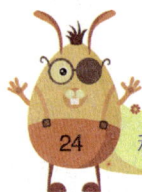

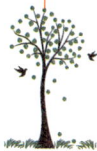

要是能够抵抗外来的入侵，谁就能继承他的王位。

国王去世后，大儿子把父亲的叮嘱抛掷脑后，不但没去想如何对付外敌，生活还和往常一样，该吃的时候吃，该睡觉的时候就睡觉。二儿子则不同，父亲临终时的嘱托深深扎根于他的脑海，不管是吃饭睡觉，他都在想怎么抵御外敌。没多久，二儿子就有了习惯性失眠，晚上总是没发入睡，一闭上眼睛，脑子里就浮现出父亲期盼的脸。

后来，敌军大范围进攻，俩儿子齐心协力，白天跟外敌周旋，晚上还要想对策。大儿子实在是太不成器了，他总是准点吃饭睡觉，一副天高云淡的样子，二儿子却如热锅上的蚂蚁，整天坐立难安，更别提闭上眼睛好好睡一觉了。

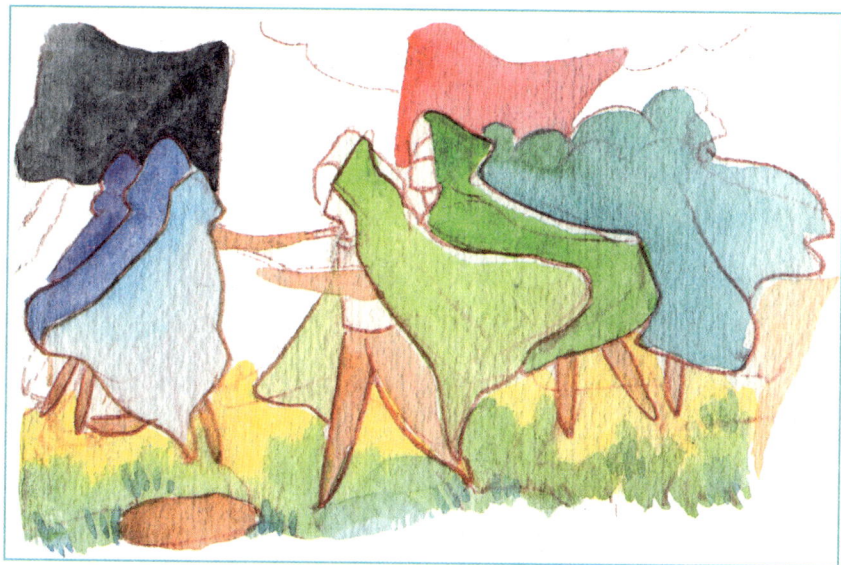

在他们的共同努力下，终于击退了敌人。战后的重建、军队安抚……很多的事情需要打点，大儿子还是原来吊儿郎当的模样，二儿子凡是讲究亲力亲为，一刻都停不下来。

很多人会想，肯定是二儿子继承王位了，因为不管是抗敌还是治理国

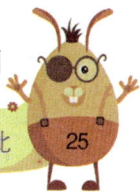

家，他不睡觉都要做好，不像大儿子，敌人打到家门前了还呼呼大睡。但是结果出乎了很多人的预料，大儿子登上了王位。这是为什么呢？

原来，战争结束后，二儿子失眠的现象不但没有好转，反而越来越严重，他整夜整夜睡不着，慢慢地，他的气息变得很虚弱，经常呼吸困难，四肢无力，记性也变得很差，不仅如此，原本温厚的性格变得异常暴躁，时常发火。尽管他护国有功，但却渐渐失去人心。

大儿子的生活作息很有规律，战前战后都很理智，做事不冒进，他当上国王后，将日出而作，日落而息，不得夜间劳作的条令颁布天下，受到百姓的拥戴。

现在，知道不规律的作息习惯的坏处了吧？如果失眠严重，不仅影响到你的身体健康，还能使你的性格变得极端。而良好的作息习惯使得大脑处于理智状态，不管遇到什么事情都能做出正确的判断。

睡眠对我们的身体健康很重要，是不是睡眠时间越长越好呢？

研究证明，过度睡眠和卧床可造成大脑皮质抑制，使脑细胞缺氧。因此，多睡对健康并没有益处。由于每个人有不同的生理节奏，在睡眠早晚的安排上要因人而异，需要具体情况具体分析。在现实生活中，有些人很快就能进入到熟睡状态，4 个小时就够了；有些必须睡够 8～9 个小时，白天才有精力。

根据个人的具体情况决定睡眠，只要保证你第二天机体疲劳恢复，精力充沛就行。所以，具体每天睡多久，并没有一个标准值，它只是一个参考值，这要根据你身体状况来决定的。

根据祖国医学理论，春夏宜晚睡早起，每天需睡 5～7 小时；秋季宜早睡早起，每天需睡 7～8 小时；冬季宜早睡晚起，每天需要睡 8～9 小时。顺应这种生理节奏，有利于提高工作效率和生活质量，反之，则

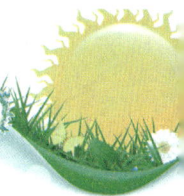

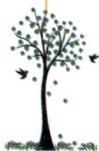

对健康不利。

　　我们每天吃饭睡觉，在很多人看来再正常不过啦，但是不要小瞧这个睡眠哦！

　　我们的言行举止离不开大脑，因此一整天下来，大脑会产生疲劳感，睡觉就是消除大脑疲劳最有效的方法。

　　睡眠有助于消除大脑疲劳，恢复体力以及促进生长。你可能不知道，在睡眠期间，人的心率变慢、血压下降、呼吸频率降低，机体消耗能量减少，有利于合成代谢，各脏器的生理功能得到恢复和调整。现在知道为什么好好睡一觉，次日精神气爽了吧？

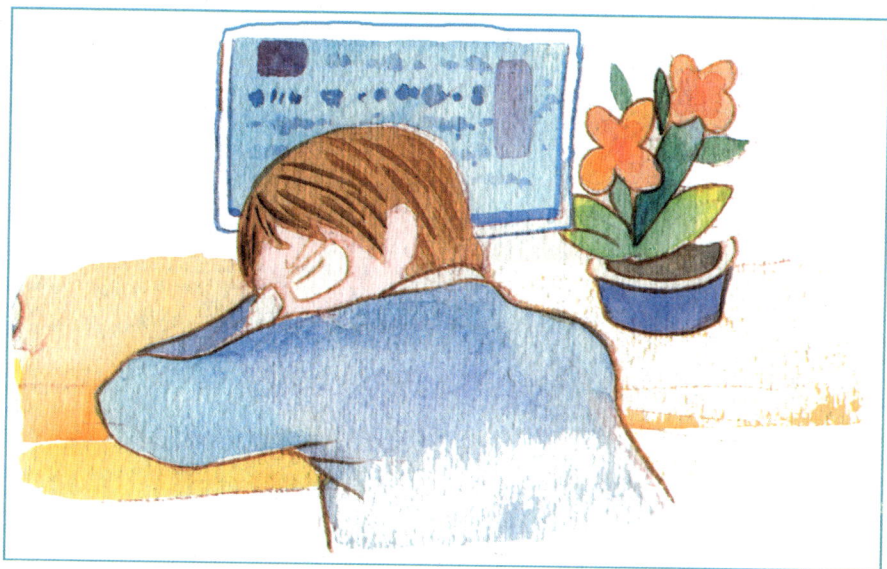

　　睡眠能够巩固大脑的记忆。睡眠中的做梦就是记忆信息的再现，对信息进行重新处理，可能形成新的神经联系，提高学习和记忆的效果。

　　睡觉能够保护大脑，恢复精力。只要你细心观察，你会发现那些睡眠不足的人，他们都比较容易烦躁、激动，或者时常精神萎靡，注意力不集中。长期缺少睡眠还会导致幻觉，更多表现为精神恍惚，经常有一

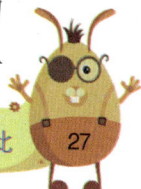

些不切实际的幻想。而睡眠充足的人，他们精力充沛，思维敏捷，办事效率高。这是由于大脑在睡眠状态下耗氧量大大减少，有利于脑细胞能量贮存。因此，睡眠有利于保护大脑，提高脑力。

我们生病或者受伤的时候，都强调注意休息。为什么呢？大家有没有觉得你感冒或者受伤时睡觉，好像没有那么难受那么痛了？这是因为不管是生病还是受伤，我们大脑中的神经元感受到并产生难以忍受的感觉，睡着了，大脑的细胞处于休息的状态，暂时不传达这种感觉，所以睡眠还能让我们减轻痛苦呢！

此外，睡眠还有促进生长发育、延缓衰老使人长寿、保护人心理健康、养颜美容等作用。

怎么样才能拥有好睡眠呢？

1. 睡前听点轻音乐。一般来说影响睡眠的因素都是短期的，比如，情绪、压力、环境等，千万不能因为心境而强迫自己睡，那样睡眠质量不但不好，还会造成失眠。所以，睡前要学会分散注意力，你可以躺在床上数数羊、听听放松的音乐，比如，听班得瑞的音乐。

2. 晚饭吃得晚，就得吃得少。规律的作息是良好睡眠的前提。要养成按时作息的良好习惯，吃饭、睡觉都要有固定的时间，尤其是晚餐，如果晚饭时间不定，吃得又多，那必然会影响睡眠。

3. 卧室放苹果助睡眠。想要一觉起来精神气爽，需要一个舒适的睡眠环境，安静、光线暗、气味放松、色调柔和等。睡前，你可以在卧室里放两个苹果，或是有自己喜欢气味的东西，这有助于提高睡眠质量。

4. 放松心境，学会快乐入眠。压力大的时候也要学会抽时间找快乐，多向人倾诉。那些过于争强好胜、心思细腻、凡事爱较真的人多半睡眠都不好，睡眠不好又会使人变得烦躁，脾气也变差。所以，无论多

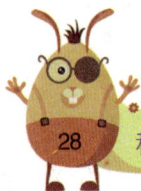

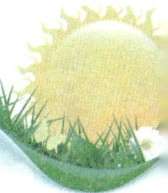

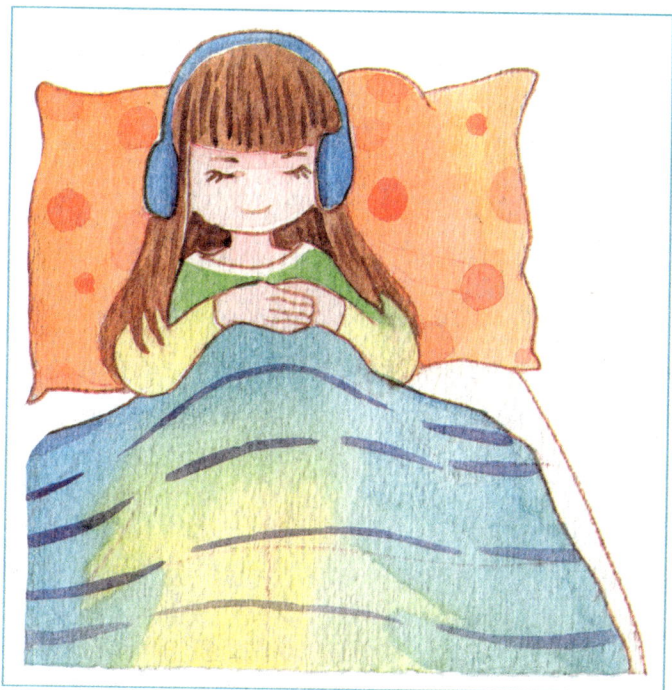

忙多累，睡前应该让自己放松下来，多向朋友、家人倾诉，这样才能让自己心态平和下来，获得好睡眠。

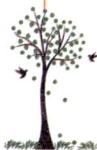

小链接

动物是怎么样睡觉的

人脑疲劳的时候需要睡眠消除疲劳，动物也有大脑，虽然动物的大脑不及人类这般灵光，但不可否认它存在的事实。动物有大脑，动物也需要睡眠。动物睡眠的方式千奇百怪，而且非常有趣哦！

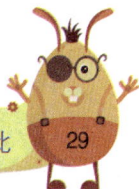

猫是趴着睡的，但有一点跟其他趴着睡的动物不同，那就是猫睡觉的时候是侧着头，一只耳朵紧贴着前肢。猫睡觉的时候，靠灵敏的耳朵感受外界，一旦周围有动静，它就能够察觉。

狗睡觉的时候喜欢用前肢捧着鼻子，这是为什么呢？因为狗的嗅觉非常灵敏，鼻子对狗来说太"珍贵"了，所以睡觉的时候更要好好保护。

刺猬睡觉时，除了把嘴和鼻露在外面外，还把身体蜷成球形，棘刺直立，鼻子稍稍露出外面。这样全副武装的睡觉，可以防止敌人的突然袭击。

如果一匹马躺倒睡觉，那只能说明一个问题，那就是那匹马病了。马一般是站立着睡觉的，而且是三脚站立，另一只脚吊着不着地。

猫头鹰是睁一只眼闭一只眼睡觉，这跟海豚相似，但也有不同，海豚睡觉的时候，每隔十几分钟会有节奏地变换左右眼，猫头鹰却不会。

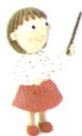

师生互动

学生：为什么有时候睡觉起来后感觉特别累？

老师：要看睡觉的质量。好的睡眠质量能够消除疲劳，让人神采奕奕，但不好的睡眠质量使得大脑不完全处在休息状态，如果以这样的状态睡觉自然是会累的。当然，睡眠时间不足或过长也会造成脑神经疲劳。

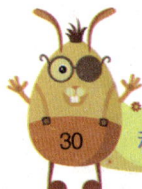

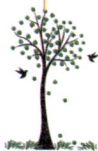

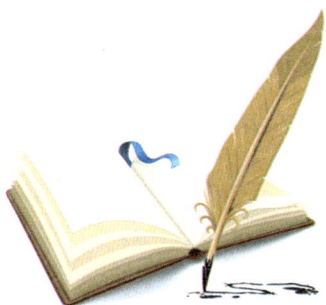

擦亮你的慧眼

◎明明和几个小朋友玩捉迷藏，小胖的双眼被黑布蒙住了，明明和几个小孩则到处窜，时不时还凑到小胖身后，"骚扰"一下又跑开了。小胖自然也抓不到他们。

◎小胖像个盲人一样，跌跌撞撞还摔了几次，每次都惹得其他人哈哈大笑。

◎突然，小胖一转身，抓住了明明。这回轮到明明蒙眼了。

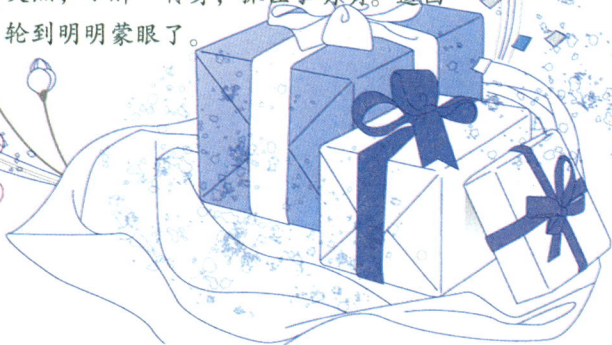

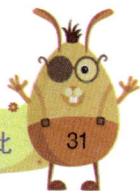

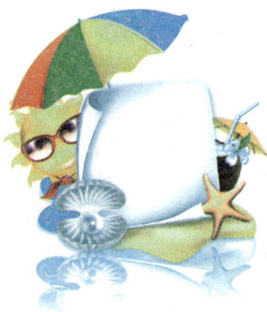

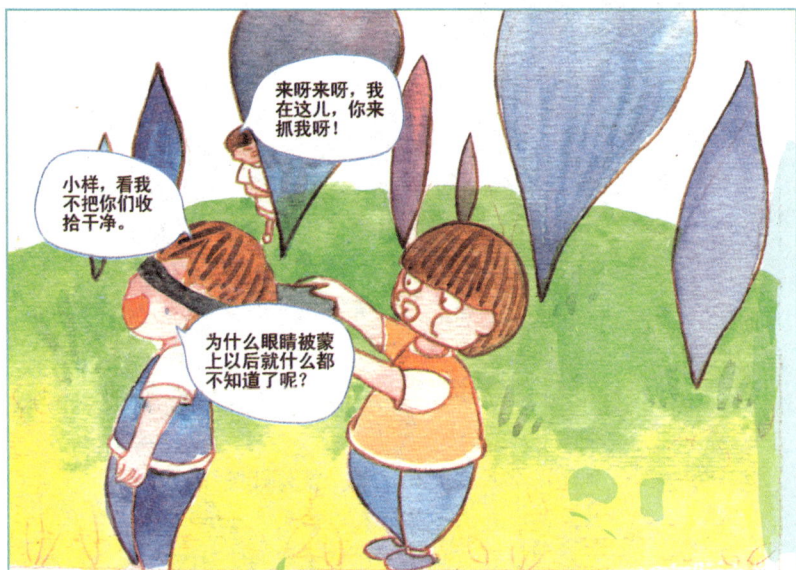

眼睛是认识世界的窗口

　　我们睁开眼睛就能够看到五彩缤纷的世界，可以说如果没有眼睛，我们从外界获得的信息便减少百分之八十。眼睛就像照相机，一瞬间就把视线所及的事物拍下来，传到大脑视觉区，然后我们才算得上"看到"事物。这过程看似很简单，但如果不是眼睛和大脑视觉区共同作

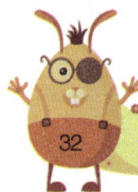

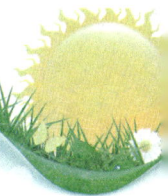

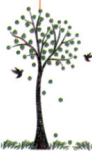

用的复杂信息处理，我们就不会认识我们看到的事物。

实际上，眼睛是大脑的一部分。为什么这么说呢？在人和动物的脑发育过程中，脑的一部分分化出来成为眼睛和视网膜。当然，有一些低等的动物主要感受化学物质对其表皮上特殊传感细胞的刺激，来获得周围环境的有关信息，越高等的动物视觉系统越发达，软体动物与低等动物的区别是它们有着像是照相机一样的眼睛，比如，章鱼和脊椎动物。

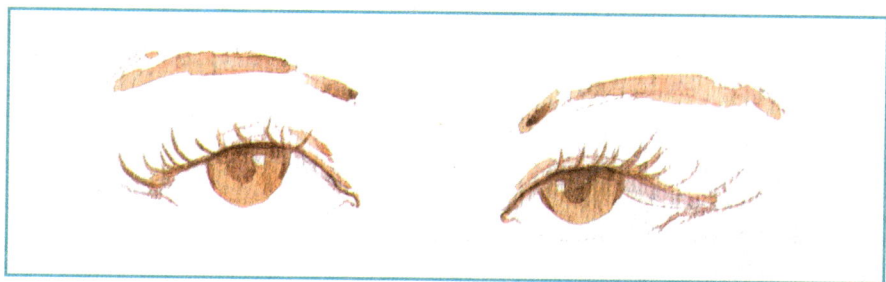

鸟在天空中飞行，它们在捕食的时候需要观察地面的情况，搜寻事物等都离不开敏锐的视觉，例如，翱翔的鹰能够看见草丛中的兔子和其他小动物，经过大脑做出判断后快速扑向猎物，在猎物还没反应过来的时候就已经将它们叼走了。不管是捕食的鹰还是躲避的兔子，它们所需要的不仅仅是眼睛，还用到大脑。眼睛所见，大脑就根据情况迅速做出判断，然后决策并指挥全身肌肉运动，达到猎食或自保的目的。因此可以说，眼睛的发展和头脑的发达紧密相连。

最为高级的动物，人类的大脑能够及时并快速地对眼睛所看到的事物做出判断，虽然在某些方面比不上动物，但不得不承认人眼和人脑是最发达的，我们毫无疑问地以为我们的眼睛所看到的世界是它原来的样子。

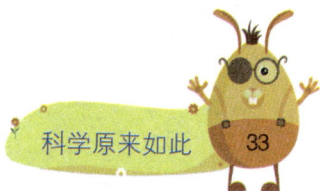

我们眼睛的秘密

视神经是中枢神经系统的一部分。我们眼睛能够看见事物主要依靠光，光从前方通过角膜、晶状体和玻璃体到达眼球底部的视网膜。视网膜是眼球中的感光部分，它能够对视网膜上的图像进行初步的信息处理，然后送到位于大脑枕叶的视皮层作进一步处理。

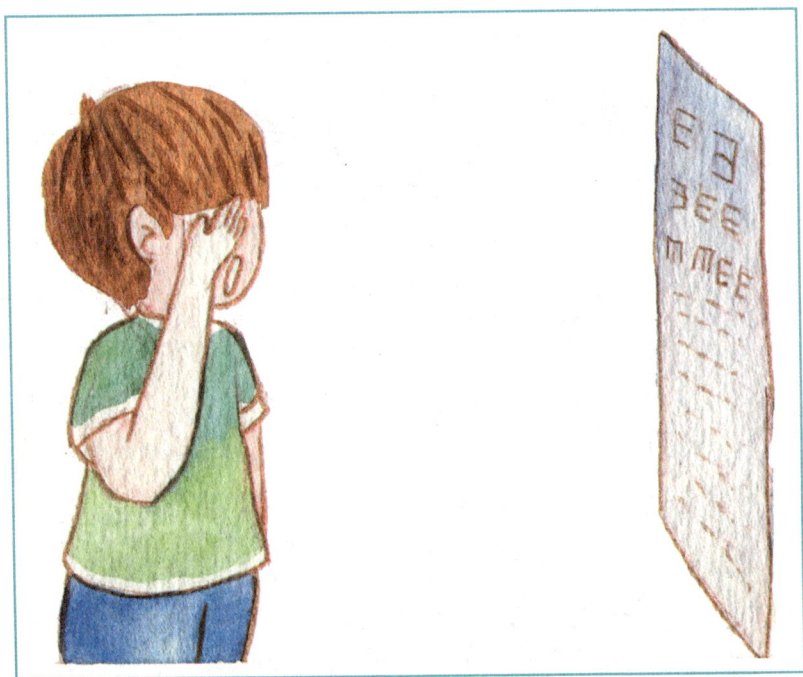

不管我们看到的事物是远还是近，是大还是小都能够在眼里成像，这是为什么呢？原来，眼睛中存在睫状肌，它主要是让晶体改变形状，有调节焦距的作用，这样不同距离的物体都能够在视网膜上形成清晰的图像。而虹膜则负责收缩可调节瞳孔的大小，以控制进入眼球内的光通

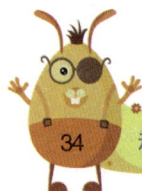

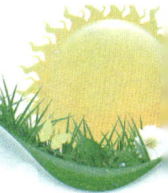

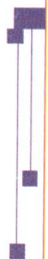

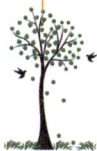

量。脉络膜有丰富的微小血管供给视网膜营养，还能屏蔽光，起保护眼球的作用。

另外，我们视锥细胞能够分辨颜色，世界之所以五彩缤纷，是因为人的视网膜里有三种视锥细胞，它们所含的色素不同，因此物体在视网膜的成像才有不同颜色。但晚上或者光线不好的地方，我们能看到的物体都是灰蒙蒙的，没有特别明显的色差，这主要是因为视锥细胞对光的灵敏度远低于视杆细胞，光线不好的情况下，是视网膜中的视杆细胞在起作用。

总之，世界以光波的形式进入我们的眼睛，通过视神经传到大脑皮层不同部位进行处理，经过复杂的多层次分享，从初级处理到高级处理层层递进，最后创作出一个视觉世界。

当我们看一张人脸的相片时，视线总是不断在相片上扫视，不是有规律的从上到下或从左到右，而是随意地来回跳动，并且带有一定的目的性，这就是大脑对视觉的指示和控制作用。这说明大脑并不只是被动地接收外来信息，而是有选择、有目的地发出指令，让眼睛去执行。

眼疾

眼睛很重要，但眼睛也很脆弱，需要我们细心呵护。下面简单介绍几类眼疾：

首先是高度近视，近视的原因是眼球的前后径变短。近视的人能够看清距离很近的物体，远距离的物体却很模糊，甚至认不出看到的是什么，这就是图像被聚焦到视网膜的前方了。还有一种是远视眼，远视眼患者只对远距离的物体看得清晰，这是因为近距

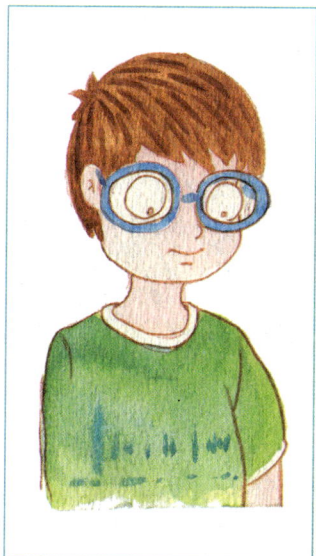

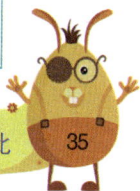

离物体所发出的光线聚焦到视网膜的后面。

白内障是眼睛内晶体状发生浑浊，由透明变成不透明，阻碍了光线进入眼球。患白内障的群体主要是中老年人，呈现渐进视力下降，看到的物体逐渐模糊。

青光眼，日本成为"绿内障"。一般是指房水循环受阻，在眼内集聚，眼内压升高，从而引起视神经损伤、萎缩，进而造成视觉障碍或视野缺损。

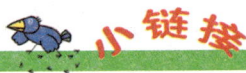

小链接

这些食物有益于保护眼睛

很多食物对我们身体的各个部位都有相应的好处。我们每天看书、看电视，眼睛自然会很疲劳，特别是当你专注于某件事情，长时间之后，你会发现你头有点晕，眼睛有点花，再看别处还有可能出现"星星"。这就特别需要注意啦。话说回来，为了有一双健康明亮的眼睛，对眼睛的保健饮食是不可少的。

菠菜，多吃蔬菜眼睛"亮"。研究证实了，菠菜是叶黄素最佳来源之一，而叶黄素能够有效地预防眼睛衰老导致的"视网膜黄斑变性"，给眼睛补充营养。

胡萝卜，患有夜盲症、眼干燥症等的人，就是因为缺乏维生素A，而胡萝卜含有丰富的胡萝卜素，被人体吸收后可转变为维生素A，对保护眼睛健康有益。

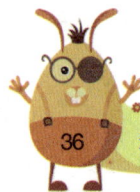

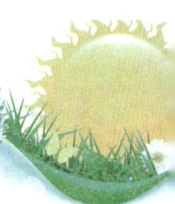

芥菜，眼睛干涩必吃。医学专家介绍，芥菜有清热止血、清肝明目、利尿消肿的功效，它不仅可以预防眼疾，还能减轻眼睛干涩不适的症状。

此外，通过饮食还可以改善视力，富含维生素 A 的事物，如枸杞等；富含决明子、菊花、山楂、珍珠粉等的茶；富含蛋白质、肽类、某些氨基酸，如牛磺酸、核酸等。这些保健食品对因学习环境不好、长时间用眼阅读、读写姿势不对、过度疲劳等引起的视力下降起到一定的条件和改善作用。值得强调的是，如果我们学习到一定时间后，一定要让眼睛休息一会儿，向远处的绿树眺望，或者做眼保健操是不错的选择。

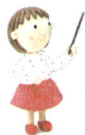

师生互动

学生：什么是散光？

老师：散光，它是一种非球对称折光系统，因为散光眼的角膜曲率不同，所以光线经过眼睛折射后在视网膜上不能形成清晰的像。到达角膜不同子午面的光线在眼内不能被同时聚焦，就形成了散光。

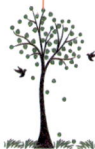

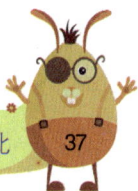

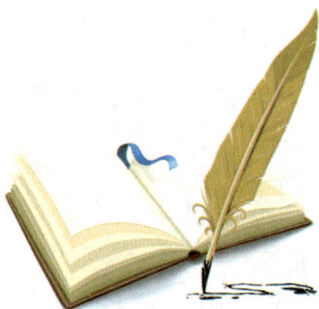

冲动是魔鬼

◎ 明明和小朱因为一点小事起了争执，两人都坚持自己是对的，互不相让。

◎ 原本的吵闹变成了推搡，两人开始打架。

◎ 打架的结果是，他们脸上都是红一块紫一块的，被老师批评了一顿，不仅写了检讨，还把双方的家长叫到学校来。

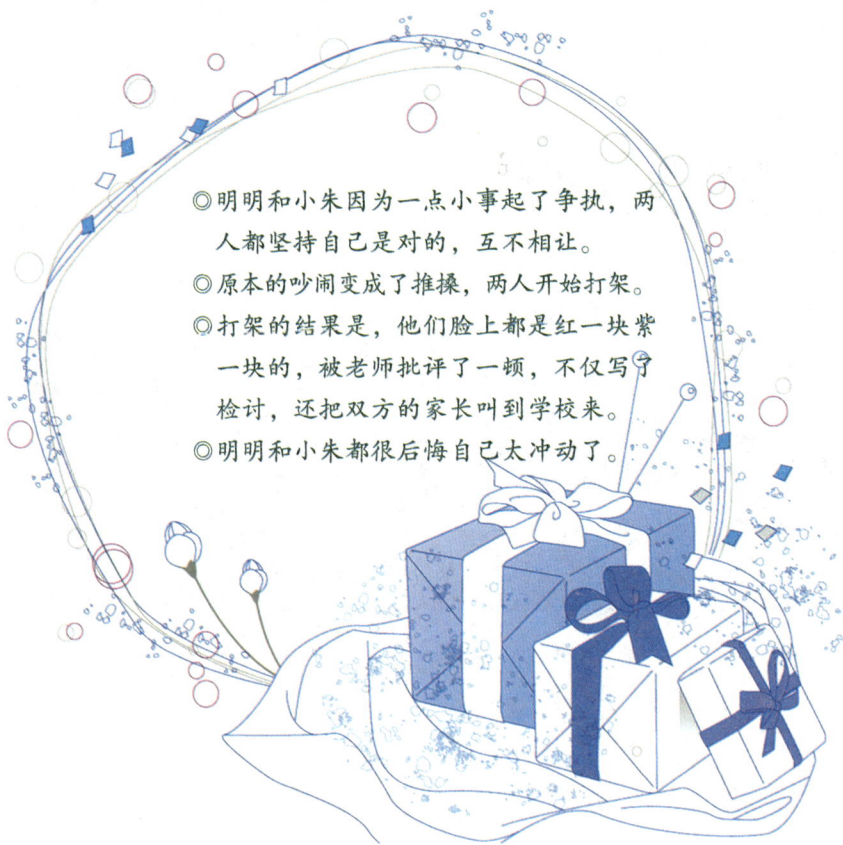

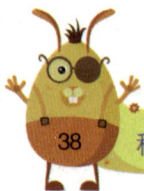

◎ 明明和小朱都很后悔自己太冲动了。

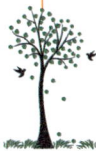

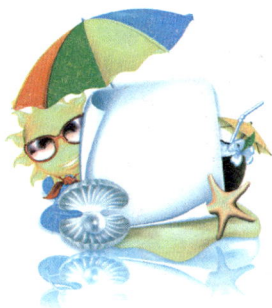

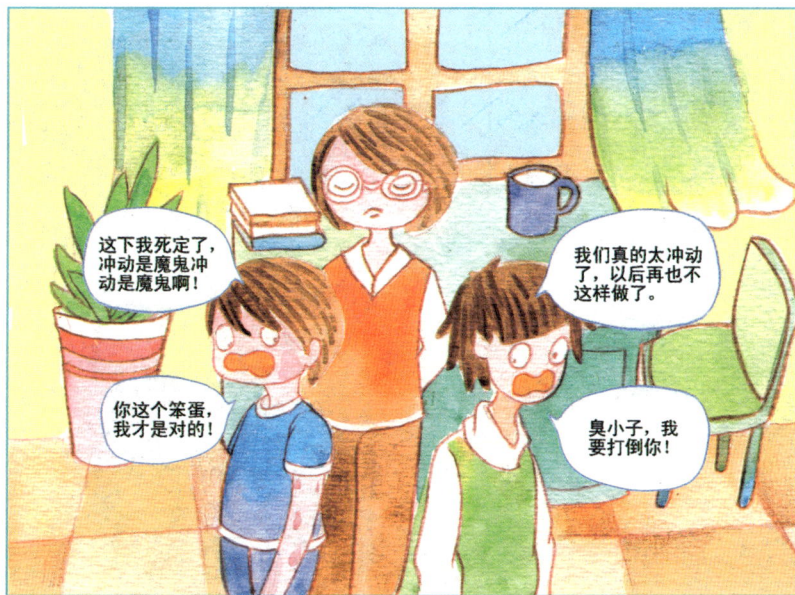

这下我死定了，冲动是魔鬼冲动是魔鬼啊！

我们真的太冲动了，以后再也不这样做了。

你这个笨蛋，我才是对的！

臭小子，我要打倒你！

冲动为何物

你有没有这样的经历，明知道不能这样做，但就是控制不住自己，做过之后才后悔？失去理智不顾及后果去做某件事就是冲动。

冲动是一种感情特别强烈，理性控制很薄弱的心理现象。它同喜怒

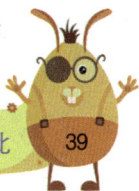

哀乐人的各种情绪一样，由大脑控制。经由大脑分析并作出的反应通常是理性的，但理智也与情感并存。柏拉图曾将人的头脑比喻成驾驶着由理智和情感这"两匹马"拉的战车的战士，这一比喻非常贴切。即便如此，人的智力也应该是一匹聪明的小马，而人的情绪则是一头笨重的大象。这一比喻是卡耐基—梅隆研究所的乔治·勒文施泰因在研究人们的行为后得出的。

人在愤怒的情况下最容易冲动，愤怒引起大脑皮层活动，在大脑前部，眶额叶皮层帮助人们做决定，包括对各种脾气的情感反应。因为男女大脑有所不同，就是男人的脑灰质的量比女人少，所以他们对外界强烈刺激所作出的反应也有差别。于是男

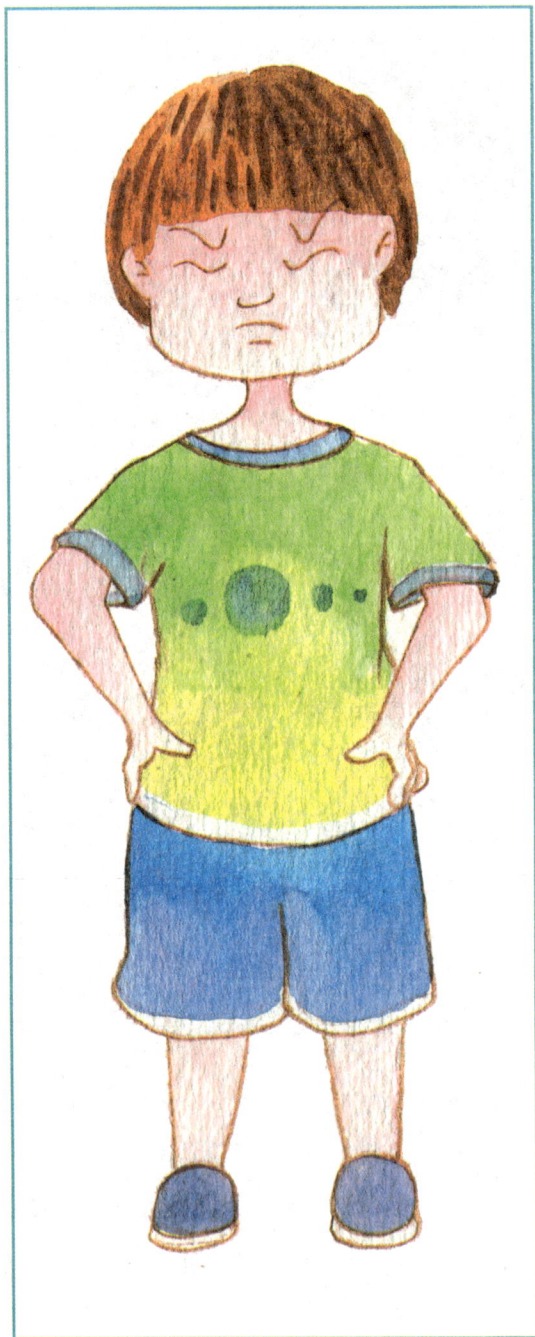

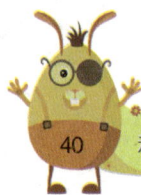

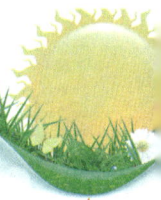

人愤怒之极的时候可能就会直接向前给一拳，但女人再怎么冲动，也很少像男人一样具有攻击性。

冲动是情绪的一种，是中枢以控制部分躯体和全部内脏功能的重要途径。试想：如果人没有情绪，会是怎么样的呢？很简单，如果没有了情绪功能，我们会变成一个枯燥的人，一个机械主义者，简而言之就是一个活死人。

正确了解情绪

在我们的生活中，总会与这样那样的不同情绪和感觉相伴随，有兴奋、紧张、狂怒、恐惧、欢喜、忧郁等。人们认为情绪和感觉的产生是一种心理作用，其实不然，有研究表明，人们情绪的产生更多的与一些化学物有关，与大脑有关。

比如，冲动是因为五羟色胺的缺乏。我们常因言语不和或者一些小事大动肝火，甚至还被冠上"坏脾气"的头衔，其实人们这种过激的行为状态并不是脾气差，也不是肝火旺，而是缺少一种叫做"五羟色胺"的物质。五羟色胺是一种神经元传递元素，如果大脑缺乏这种物质，那么这个人就比较容易产生情绪上的冲动，做出一些不理智的行为来，那时候才会悔恨不已。

又如我们常因为一件小事情开心不已，为什么一次简单的聚餐或者旅行，一句贴心的问候，会让我们感到兴奋和快乐？你一定不知道，这其实跟一种叫"多巴胺"的分子有关。多巴胺在大脑中部的神经元细胞体内合成，它是行为催化剂，促使人们去寻求让自己愉快的事情，而且在经历之后产生愉悦感。积极乐观和消极悲观两种不同的性格其实就是与他大脑中多巴胺的多少有关。

再比如人之所以害羞，是脑扁桃体受刺激所致。我们身边会有这样

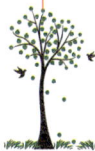

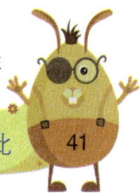

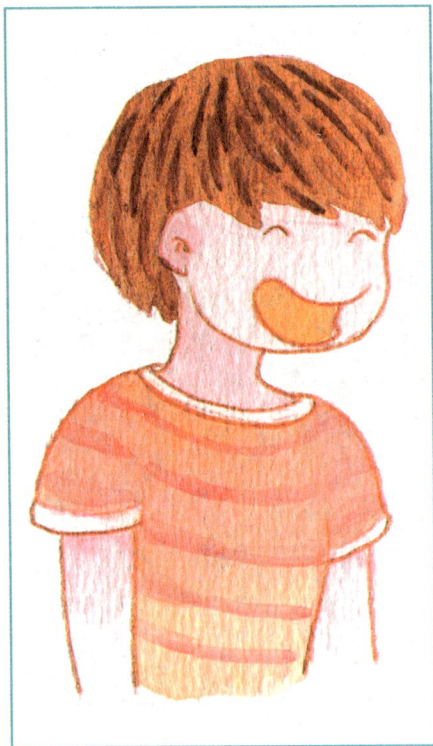

的人，跟他说两句话他会脸红，见到陌生人也害羞不已，这些人的害羞性格，其实是脑扁桃体容易受到刺激的缘故。

情绪的作用

情绪对心血管活动具有明显的影响。我们都知道，当我们在愤怒、恐惧、喜悦、惊慌、激动等的情况下，心跳会加快、呼吸会加速，这其实就是情绪的"唤醒作用"。

情绪对其他内脏活动的调节作用。当我们很伤心的时候，适当痛哭一场就好了，当我们愤怒的时候，适当的发泄就能够平静下来，当我们很开心的时候，适当的泼一些冷水就能够淡定……这说明情绪之间具有

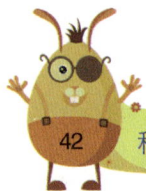

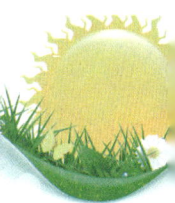

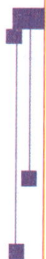

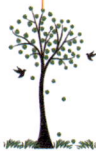

相互调节的作用，利用情绪之间的相互调节作用可以促进人体内脏功能的调整。因为过度或者过激的情绪活动会导致内脏功能受损，范进中举就是一个很好的例子。

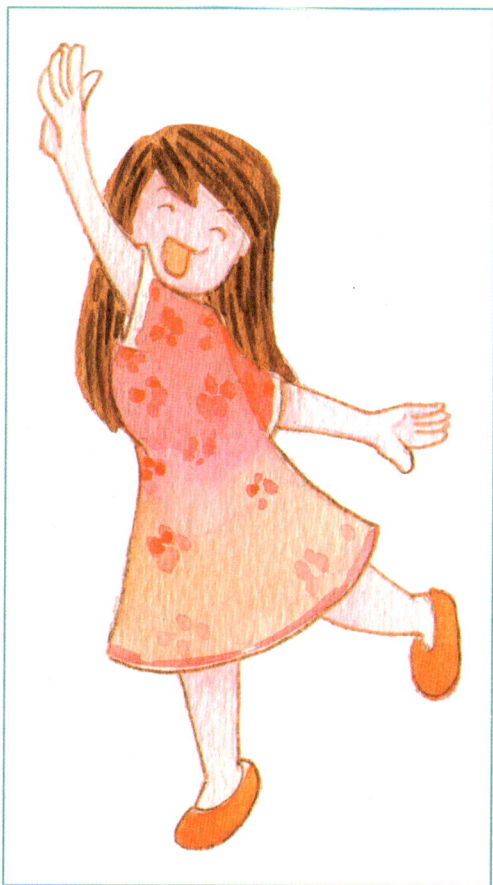

情绪对骨骼活动和随意活动都有影响。我们都知道，情绪会影响人的行为，脱离理智的限制。我们的情绪也总在无意识当中透露出来，比如我们高兴的时候会手舞足蹈，难过的时候会黯然神伤，恐惧的时候四肢瘫软、发抖等，这些都是情绪对机体运动的调节功能。

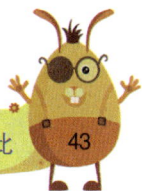

怎么样调节自己的情绪

当你遇到不顺心的事情，产生负面情绪的时候，我们要学会调节自己的情绪，以免这些消极的情绪对我们的学习生活造成不好的影响。调节的方法很多，下面介绍几种：

自我暗示的意识调节法。遇到困难的时候，告诉自己"我能！""我一定可以！"等，人的意识能够调节情绪的发生与强度，一个人要学会努力以意识来调节情绪的变化，避免消极情绪的滋长。

语言警示调节法。一个人的情绪往往通过他的语言表现出来，通过语言也可以调节人的情绪。比如，在自习室，我们会看到墙上挂着"静"这个大字，林则徐就曾在墙上挂了"制怒"两字，以此来警示自己，调节自己易怒的情绪。

行动转移法。某个时段产生的不好情绪，我们要学会转移，如果你失恋了，陷入了悲观的情绪，那么你可以选择一次旅行；如果你失业了，陷入厌世的情绪，那么你可以换一个新的环境和工作……学会用新的行动转移负面情绪对我们的干扰，只有这样，你才不会被负面情绪打倒。

注意力转移法。人的一生，总会有起伏，总是与磕磕碰碰相伴，这就需要我们学会把注意力从消极一方转向积极的一方。不要只看到眼前的风雨，要想到风雨之后的彩虹；不要只怜花谢，要想到花落后结下的果实。

我们都应该学会做情绪的主人，当喜则喜，当悲则悲，不要做情绪的奴隶。

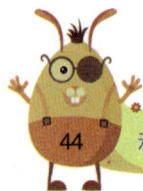

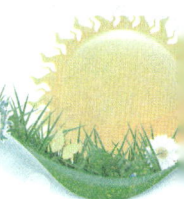

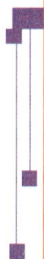

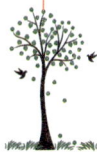

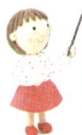

师生互动

　　学生：老师人脑和电脑的不同？

　　老师：电脑与人脑一样，能够接收、记住大量信息，并且对不同的信息进行处理、做出反应，相比之下，电脑比人脑接收的信息量更大，记得更牢，但是电脑不能够代替人脑，是因为人脑能够产生情绪。机器人能和人一样处理各种信息，但对价值判断则漠不关心，而人的大脑则擅长这一点。

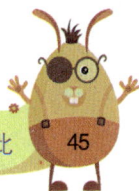

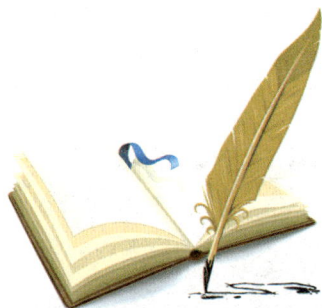

大脑与记忆

◎明明收拾书包准备去上学，突然想起作业没写。

◎教室里，老师要同学们把作业放在桌子上，准备检查，明明很着急。

◎老师站在明明桌前，明明骗老师说自己的作业落在家里，忘记带来了。

◎老师让明明坐下，没有责怪他，因为他知道他没有做作业。

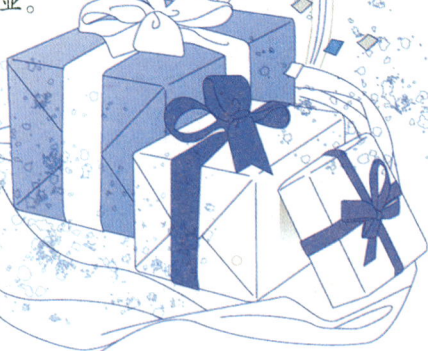

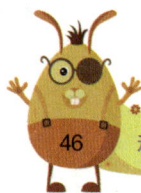

以后要记住，把作业做完了才能玩，知道吗？

糟糕，昨天晚上只顾看电视，忘了写作业了。

老师，对不起，我太笨了，这点事都记不住。

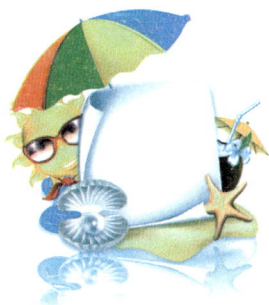

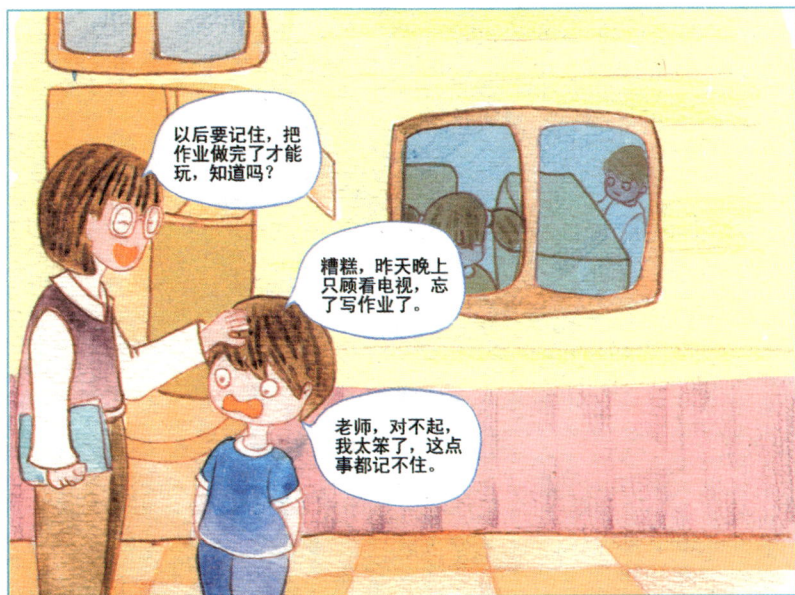

记忆是怎么产生的

昨天我去了哪里，做了什么事情，今天还能记住，但是过了几天却忘得一干二净。然而几年前做了一件事却想忘都忘不了。你有没有类似这样的感觉？

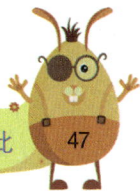

人的记忆是不是真的很神奇呢？接下来我们一起揭开人类记忆之谜吧！你，准备好了吗？

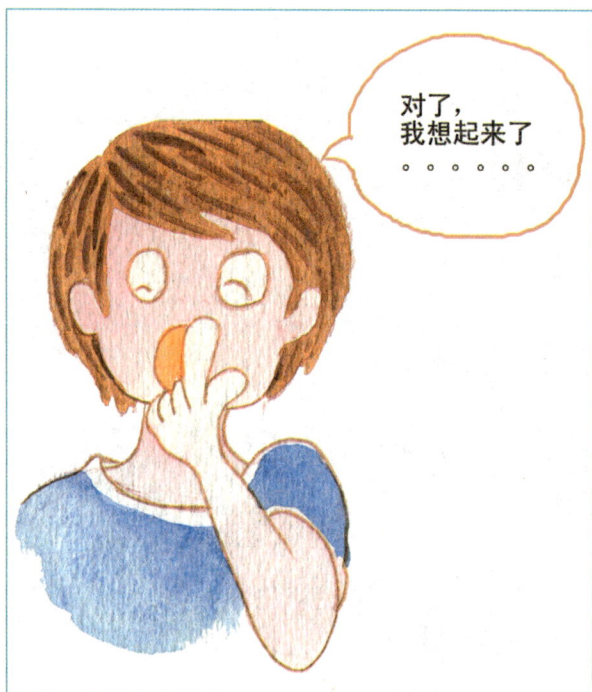

对了，我想起来了······

人们的记忆存在于覆盖在人脑表面的大脑皮质之中，而记忆的获得与整个大脑突触的抑制和促进有关。脑储存的方式是把事情分拆为最基本的单元，每个单元分别由指定的神经元储存。我们的大脑受到外界的刺激，会留下"痕迹"信号，这时候每个神经细胞会生长出更多的突起，这些突起使人脑内部的突触相连接，神经联系的总量增加形成了记忆。

当我们反复接触到同一事物，脑细胞就会受到经历相同的刺激，突触间逐渐联系并形成一个网络，因此可以区别新信息及熟悉的旧信息。有了记忆信号的存在，那么在遇到新问题时，大脑内部就会迅速寻找相关的信息，经过整合之后做出判断，这样一来，人们即使没有处理该问题的经验，但也能够举一反三、触类旁通，所以人的大脑越用越灵活。

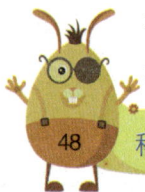

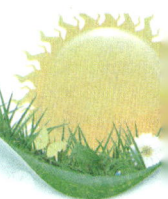

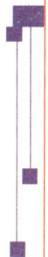

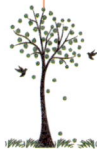

记忆也能分类哦！

记忆是很奇妙的，我们每个人都拥有属于自己的记忆。一个人如果连记忆都没有了，那就等同于失去了自我，那是多么可怕的事情啊！然而，我们总是念念不忘那些想要忘记的事情，而轻易就忘记了想要记住的事情。这就是人类记忆的神奇之处，不管怎么样，都是大脑在起作用。

我们的记忆可以分为短暂记忆和长期记忆。

短暂记忆帮助我们处理日常生活中出现的片刻需要，例如，记某人的电话号码，打完电话便也忘记了那个号码，大概需要 30 秒的时间。

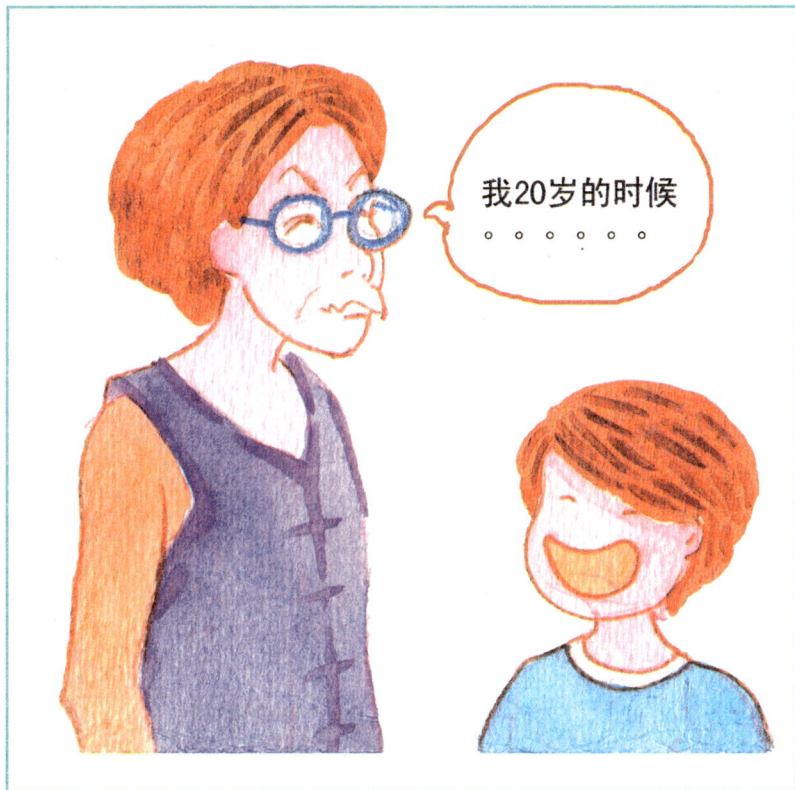

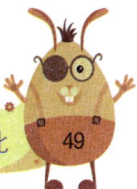

我20岁的时候
○ ○ ○ ○ ○ ○

长期记忆是你好几年都不会忘的东西，也是你爷爷收藏他年轻时的芝麻烂谷子的事情的地方，当老人开始讲述他记忆的时候，表情总是柔和的，那是一种幸福的体现。话说回来，长期记忆会帮助我们处理一些需要长时间才能完成的事情，比如，我们学习语言，需要长期记忆之后才能更好地运用。

像切西瓜一样，我们将记忆切成了短期记忆和长期记忆，接下来就该把长期记忆那一半西瓜再切成两半吧！哈哈……

长期记忆可以分成两类：一类是关于"怎样做"，又称为"不可言性记忆"或"隐晦式记忆"，这类记忆不需要意识的参与，是不自觉地提用的。另一类是"什么事"记忆，又称为"可言性记忆"或"明示式记忆"，这类记忆需要意识的参与，专心和集中注意力。

两者的区别是，前者涉及的大脑部分包括感官及运动神经网络、小脑、杏仁核、基底神经节及其他中脑部分，而后者涉及的大脑部分包括前额叶和颞叶的系统，包括海马体；短期记忆很不稳定，只能保留数秒，就像30秒钟之后你会忘记你刚刚拨打过的电话号码，而长期记忆很稳定，能保留很多天甚至多年。

短期记忆可以转变成长期记忆，这需要刺激的反复，也就是对同一个事情反复认知，所以我们在学习的时候讲究温故知新。

记忆生理学

大脑中的海马和杏仁体是记忆过程的中间站，经过对猴子和对人用正电子发射断层术扫描大脑以及对前额叶受伤的病人等试验研究证明，大脑的许多部分都参与记忆活动。我们进行记忆活动的时候，并不是调取存贮在某一个神经元的单位突触或某一个神经元中，而是贮存在由各种神经元联成的复杂网络中。也就是说，我们要想拥有记忆，大脑里面

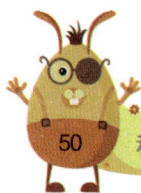

的每一个细胞都是离不开的。

在记忆开始的时候，信息从受刺激的器官传入大脑皮层的特殊部位，再分送到其他部分，大脑中的很多部分相互连接，构成回路，并带有很多层次的反馈。每一次的记忆活动，大脑中的神经元都会发生一定的变化。

小链接

如何提高记忆力

记忆，就是过去的经验和做过的事情在人脑中的重现。它包括识记、保持、再现和回忆四个基本过程。记忆和学习有着密切的联系。学会的东西就必须记住，如果学的知识没有记住，那等于水过鸭背，什么都没有学到。

记忆的大敌是遗忘。提高记忆力，实质就是尽量避免和克服遗忘。在学习活动中进行有意识的锻炼，掌握记忆规律和方法，可以改善和提高记忆力，能让我们记住更多的东西。

注意集中。学习的时候要聚精会神、专心致志，排除杂念和外界干扰，这样的学习效果更好，记得更牢。如果精神涣散，一心二用，就会大大降低记忆效率。

对你所做的事情感兴趣。兴趣是最好的老师，如果对学习材料、知识对象索然无味，即使花再多的精力，也难以记住。

温故知新。对于刚学过的知识，不能转身就丢，要趁热打铁，及时温习巩固，多看几遍，多记几次，才能达到熟记、牢记的程度。

多种手段加强记忆。可以采用联想记忆、理解记忆、放电影式记忆等方法，来强化记忆，提高记忆效率。

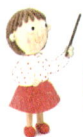

师生互动

学生：老师，我们如何科学使用我们的大脑啊？

老师：在保证营养、正常作息、适当进行体育锻炼的基础上，使大脑保持活力，并学会正确使用大脑，防止过度疲劳，保持积极乐观的情绪，这是提高记忆力的关键。

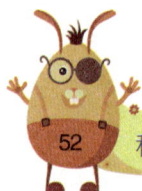

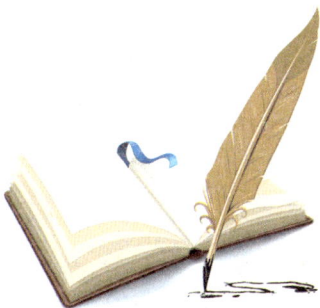

大脑与身体运动有什么关系

◎ 这次考试，明明又是不及格，他很沮丧。

◎ 体育课上，同学们正进行激烈的百米赛，呐喊声一阵高过一阵。明明很能跑，最终获得第一名。

◎ 第二天明明还沉浸在胜利的喜悦中，直到上课他才发现自己的作业又没有写。

◎ 不喜欢学习的明明居然冒出了一个天真的想法。

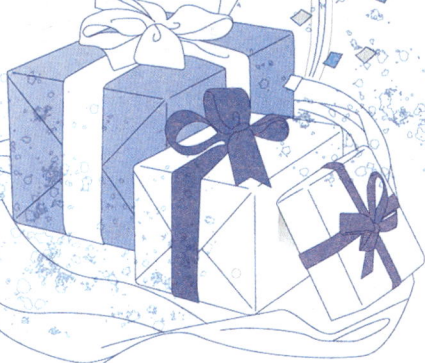

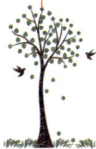

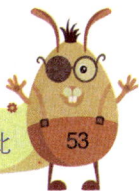

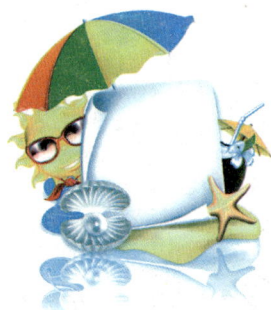

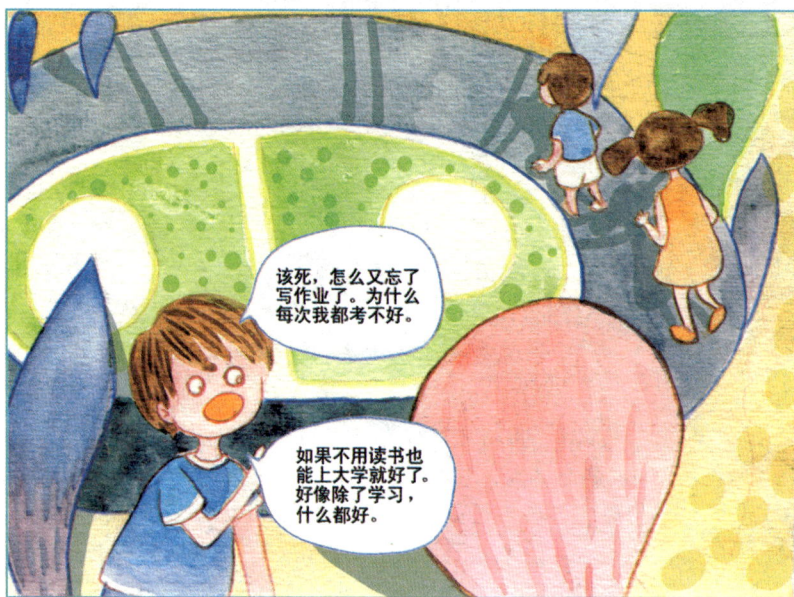

生命在于运动

　　生命的产生在于运动，运动是生命诞生的前提条件，运动也是生命存的基础。没有物质运动就不会有生命的产生；要维持生命体存在，就离不开物质运动；运动又是生命发展的动力和源泉。

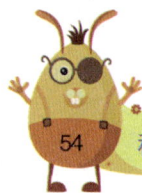

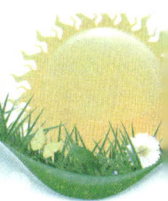

对我们人的生命来说，运动不仅指机械运动，还包括物理运动、化学运动、社会运动和思维运动；不仅包括宏观的身体运动，还包括微观的细胞运动、分子运动等诸多运动形式。这些都是运动的外延。

所以，我们所说的生命在于运动，并不单纯指人的身体的运动。人体运动的发动是一个十分复杂的过程。

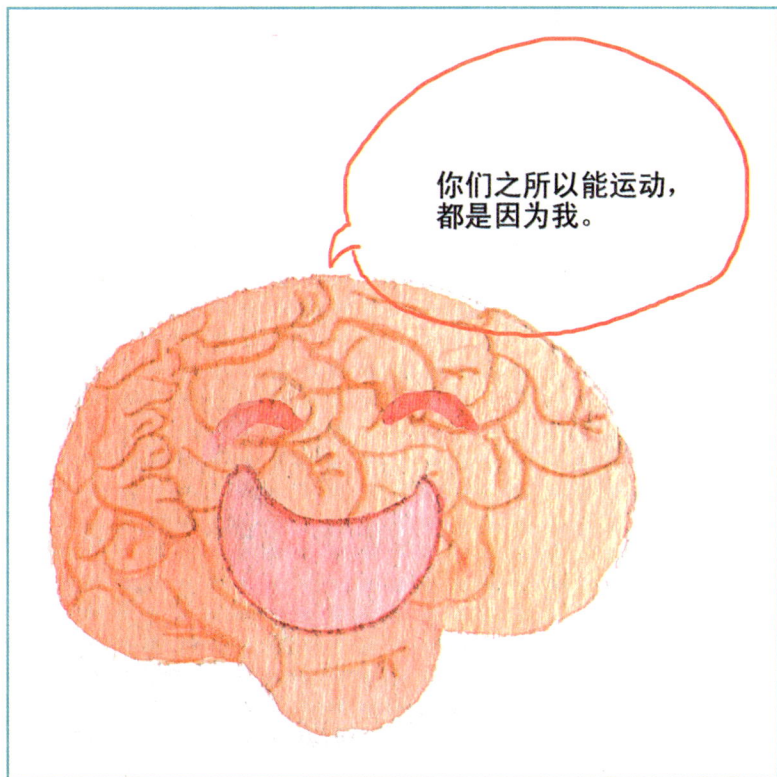

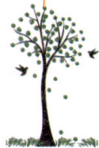

你们之所以能运动，都是因为我。

大脑中有两个重要的运动脑区，它们是基底神经和小脑半球皮层，机体运动前首先进行运动的设计，设计好的运动信息由神经元传送到运动皮层，再由运动皮层发出指令传到脊髓和脑干运动神经元。这一过程需要小脑半球的参与，小脑是躯体运动的重要调节中枢。

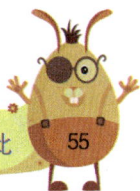

小脑的调节功能

小脑通过早期的菱脑与大脑、脑干和脊髓之间传入和传出，参与躯体平衡和肌肉张力（肌紧张）的调节，维持躯体的平衡，协助大脑调节骨骼肌随意运动的协调性。

小脑的调节功能主要是利用其与脊髓、脑干和大脑皮层之间的纤维联系，将来自肌肉、关节等处的感觉信息与大脑皮层发出的运动指令反复进行比较，并修正大脑皮层的活动。外周感觉反馈信息也可直接传入运动皮层，经过对运动偏差的不断纠正，使动作变得平稳而精确。

我们经常看到，喝醉酒的人走路摇摇晃晃。这是因为酒精麻痹了小脑，人活动的时候四肢就不能协调。我们人体平衡变化的信息由前庭器官所感知的，然后传入小脑的绒球

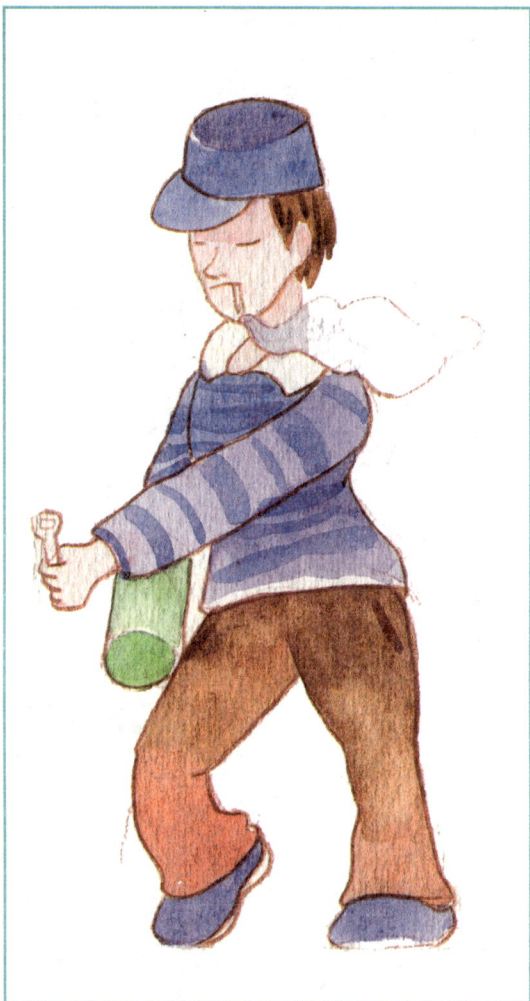

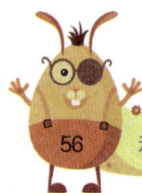

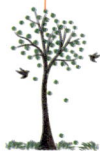

小结叶，小脑据此发出对躯体平衡的调节冲动，神经冲动迅速扩张，经前庭脊髓束到达脊髓前角运动神经元，再经脊神经到达肌肉，协调了有关颌颅肌群的运动和张力，从而使躯体保持平衡。

现在我们就可以来亲身体验一下，首先成站立姿势，头慢慢向后仰，这个时候会发现，我们的膝和踝关节将自动地作屈曲运动，这样一来，我们就不会因为头后仰而造成的身体重心转移，我们才能不跌倒。

在整个过程中，膝与踝关节为配合头向后仰而作的辅助性屈曲运动，就是由于小脑发出的调节性冲动，协调了有关肌肉的运动和张力的结果。

人的脑部中，与运动有关系的部分是丘脑、大脑额叶、纹状体、小脑，它们各自分工合作，共同完成运动的意向、计划、指挥、控制和执行。一旦损伤后，小脑的部分控制能力和指挥将受到不同程度的影响，患者随意动作的力量、方向、速度和范围均不能很好地控制，同时肌张力减退、四肢乏力。

小脑损伤的人不能完成精巧动作，肌肉在完成动作时抖动而把握不住动作的方向，这种情况也被称为意向性震颤，走路的时候摇摆不定，动作越迅速则协调障碍也越明显。病人不能进行上臂不断交替进行内旋与外旋等对正常人来说轻而易举的动作，但当静止时则看不出肌肉有异常的运动。小脑半球损伤后导致的动作性协调障碍，也被称为小脑性共济失调。

小脑的划分

根据小脑的传入、传出纤维联系，我们把小脑分为前庭小脑、脊髓小脑和皮层小脑。

前庭小脑：由绒球小结叶构成，与身体平衡功能有密切关系。它主要接受前庭器官的传入，其中部分纤维直接从两侧囊斑和半规管传入，

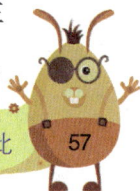

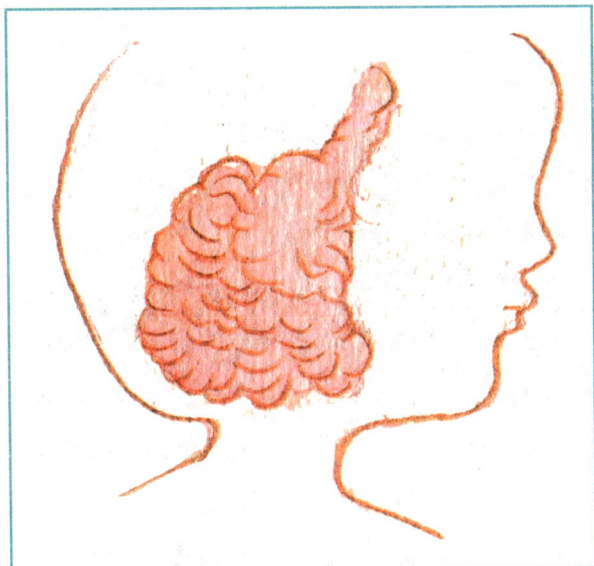

部分纤维由前庭核中继后到达小脑。

脊髓小脑：由蚓部和半球中间部组成。主要接受脊髓小脑束和三叉小脑束传入纤维的投射，也接受视觉和听觉的纤维投射。它对肌肉在运动进行过程中起协调作用，这种动作性协调障碍，称为小脑共济失调。

皮层小脑：指半球外侧部，它不接受外周感觉的传入，而主要与大脑皮层感觉区、运动区和联络区构成回路。

小链接

运动与大脑的关系

生命在于运动，运动是健康的保障。大脑对身体运动有调节作用，反过来，运动也能够促进大脑的开发。

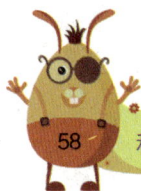

运动能够增强人的体质，使神经、骨骼、肌肉、心脏、呼吸、消化等器官系统功能得到更好的发挥。经常运动，能够提高大脑皮层活动的强度、均衡性和灵活性，进而提高大脑皮层的分析和综合能力。

运动可以中和活性氧。活性氧是人体免疫系统的一部分，可以消灭侵入人体的细菌，对人体有一定的帮助，但它不能过量，否则就很麻烦，会引发身体的衰老和疾病以及大脑功能的正常发挥。而运动可以使人的身体和大脑处于良好的状态。

运动可以消耗脂肪，促进血液循环。体内的血液循环是由心脏和全身的肌肉共同完成的，如果肌肉量不足，血液循环就会不通畅。而增加肌肉的唯一途径就是运动。运动使人变得积极、活跃，处于良好的情绪状态。

运动能够促进蛋白质的分解与合成，提升大脑左旋色氨酸的含量。从而保障人的良好情绪和良好的认知能力，使大脑处于良好的状态。

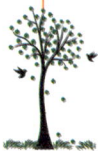

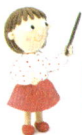

师生互动

学生：老师，脑损伤对人的身体有什么影响？

老师：脑损伤后，同侧肌张力会降低，平衡性也会严重失调，共济运动也会失调，运动性震颤。人有可能站不稳，像喝醉酒的人一样，一般不能两只脚站立，只能一只站立，生活会受到非常严重的影响，是非常痛苦的。因此，一定要保护好自己的脑袋，受伤了可不是闹着玩的。

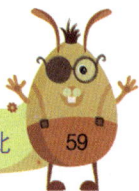

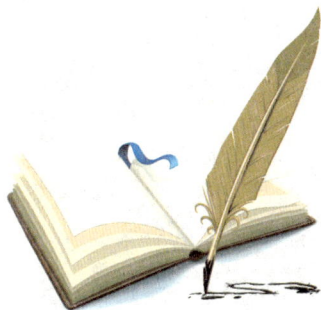

关于脑反射你知道多少

◎明明和几个小朋友在路边玩耍，经过商量他们决定玩捉迷藏，明明负责找。

◎明明发现了躲在树丛里的小亮，他决定突袭。

◎明明猫到小亮藏身的树丛，刚伸手想揪住小亮的衣领，不料小亮头一歪，躲过了明明的大手。

◎小亮跟明明坦白，自己其实不知道他在靠近，但是就是有个意识让他躲开了明明的手。

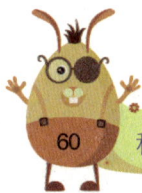

我早知道你们要躲哪里了，很快我就能找出你们。

小样，这下我要让你吓一跳。

我也不知道为什么，就是感觉后面好像有什么东西，难道是神的指示？

奇怪，你脑后又不长眼睛，怎么会知道我在靠近？

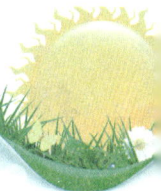

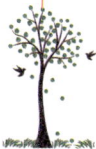

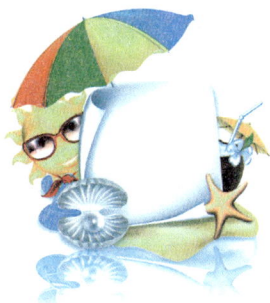

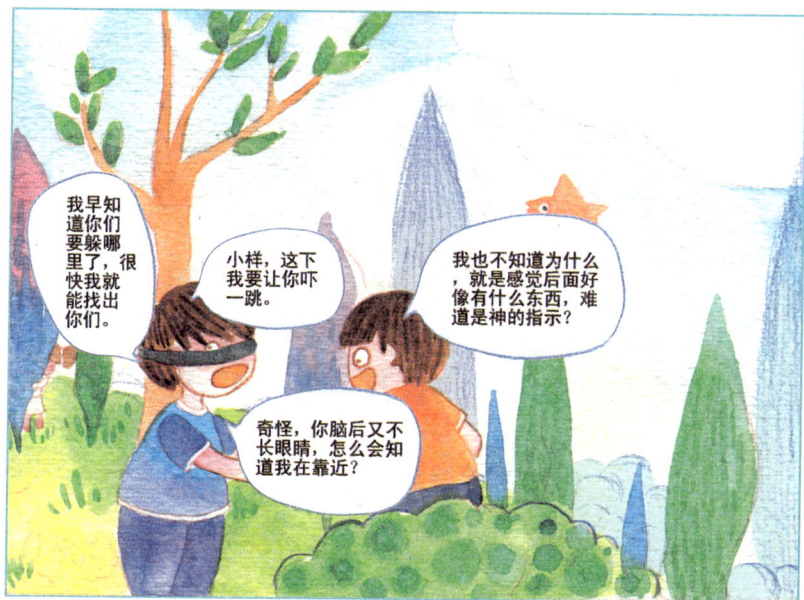

那不是神的指示，是脑反射？

让小亮感觉到明明的东西不是神的指示，是脑反射，那什么是脑反射呢？

我们平常说的反射，大家应该都比较熟悉，举个简单的例子，就是

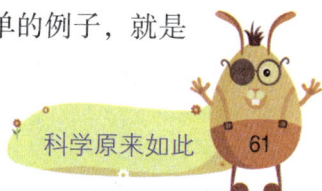

我们将手电筒照到镜子里，镜子会反射出一束光，那就是反射。反射在生活中时常见到，但是大脑反射跟我们所认识的反射不同。

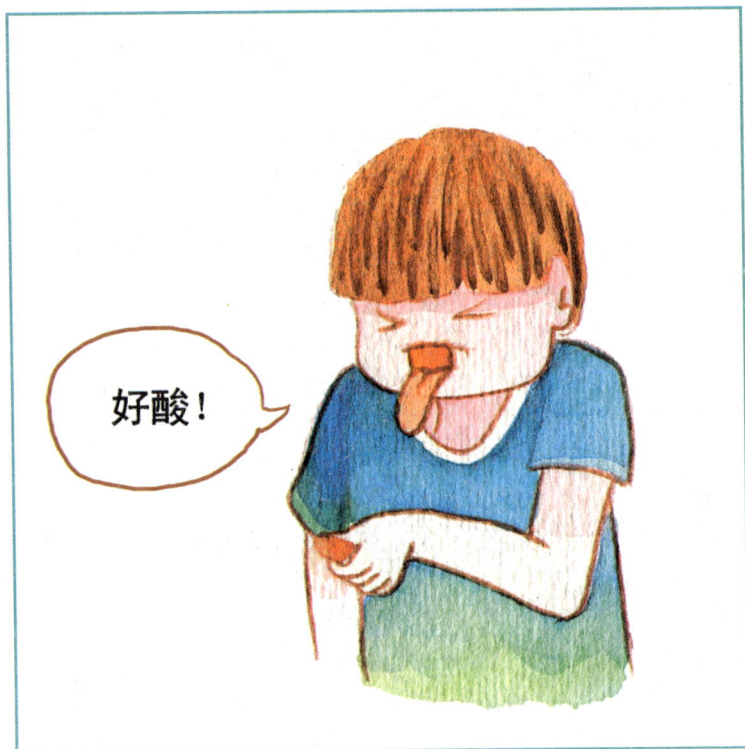

好酸！

那么，大脑反射究竟是什么呢？大脑反射是其通道直接与脑相连的任何一种反射，简单来说，就是指反射是在神经系统参与下，机体对内、外环境变化作出的应答。如：打喷嚏、咳嗽、流口水，等等，一旦开始，便忍不住，这些属于反射动作。

认识大脑反射，首先我们要明确，大脑神经元具有并行工作能力，它的反射也是建立在并行操作基础上的，它可以分成非条件反射和条件反射两种。

遇坑就跳，遇险便逃，知道热所以避开与火的接触，怕痛所以避免

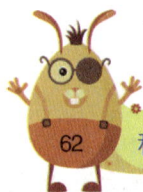

利器伤到，梅子是一种很酸的果实，一吃起来就让人口水直流……这些大脑对外界做出的反应，它就是传说中的非条件反射。非条件反射是动物和人生下来就具有的，即遗传下来的对外部生活条件特有的、稳定的反应方式，它是一种生存本能。

条件反射是后天获得的经学习才会的反射，是后天学习、积累"经验"的反射活动。生活中有很多条件反射的例子，比如，有句俗话叫一朝被蛇咬，十年怕井绳，意思是说一个人不小心被蛇咬了一口，那么这以后的很长时间他看到井绳都觉得害怕。如果你没被蛇咬过，那么看到井绳的时候就觉得那仅仅是井绳，没有被咬的经验，就不会产生恐惧的心理，以至于在心理留下阴影，看到形似蛇的井绳都觉得害怕。

我们的生活单靠非条件反射是行不通的，更多的是在非条件反射的基础上，通过各种学习和训练形成条件反射，在遇到不同问题的时候，大脑能够做出相适应的反应。因此，我们可以有意识地通过训练建立条件反射，促使大脑对各种问题做出正确反应，从而养成良好的习惯或培养有益的兴趣与爱好，或消除不良的嗜好等。

脑反射的产生

脑反射的产生离不开反射弧，它是反射活动的结构基础，包括感受器、传入神经、神经中枢、传出神经和效应器五个部分。

当我们饥肠辘辘，正好有一盘色、香、味俱全的佳肴放在眼前，我们是不是恨不得马上就吃它呢？这个时候我们是不是条件反射地垂涎欲滴了呢？但是，如果我们身体不好没什么胃口，或者不是你想吃的东西摆在你面前，你还会产生垂涎欲滴的行为反应吗？当然不会啦！

道理很简单，外界的条件刺激，使得我们大脑产生相应的条件意识，这其中要经过相应的情感中介，才能产生相适应的表达，而后才能完成相关的条件反射行为输出反应。这就是反射产生的过程，也就是反射弧五个部分相互协调工作之后，人才能对外界的刺激做出具体的反应，这五个部分缺一不可。

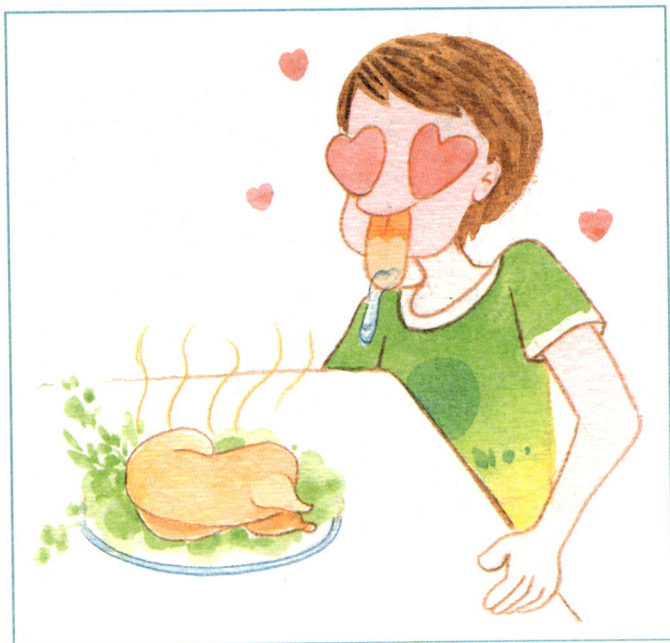

接下来我们来详细了解反射弧是怎么样进行的。

首先，感受器感受到外界的刺激产生兴奋；接着，兴奋以神经冲动的方式经过传入神经通向神经中枢；经神经中枢做出分析与综合活动，产生兴奋；中枢的兴奋过程又由传出神经传到效应器，效应器接收到中枢兴奋后发生了相应的活动。这样就会出现脑反射了。

人们的反射活动离不开反射弧的五个部分，如果任何一个部分受损，比如中枢出现了什么问题，那么中枢原有的传出冲动就会减弱或停止，反射就无法完整地完成啦！

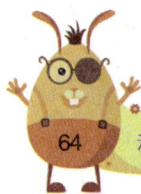

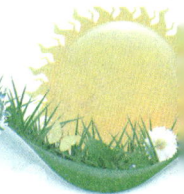

关于反射，你所不知道的事

实例：一位同学突然抓起一个烫手的馒头后，来不及考虑就迅速松手的反射。

反射原理：在完成这个反射时，脊髓中通向大脑的神经元，还会将神经冲动传到大脑，使人感到烫。

你不知道的事：由于传向大脑的路径较长，在大脑作出判断之前，人的手指已经缩回了。

结论是：反射是通过一定的神经结构——反射弧完成的，人体具有许许多多的反射，也就有许许多多的反射弧。

人物：伊万·巴甫洛夫（德，著名生理和心理学家，1849~1936）

事件：巴甫洛夫最有名的实验是通过训练来形成狗的反射行为。在实验中，巴甫洛夫先摇铃再给狗以食物，狗得到食物会分泌唾液。如此反复，经过30次重复后，单独的声音刺激可以使其产生很多唾沫。经过许多重复练习，即使不给食物，听到声音1~2秒后，狗就开始分泌唾液。

实验原理：铃声与食物多次结合应用后，狗的意识中就建立了一种反射，铃声已成为食物的信号，由无关刺激转变成条件刺激。

实验的意义：人们的学习过程就是条件反射建立的过程，要想获得巩固的知识，就要不断地复习强化。

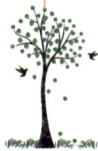

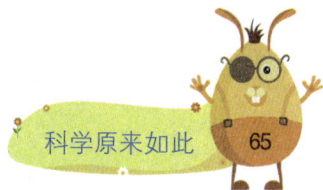

小链接

我们来做一个简单的反射实验

想要了解脑反射其实很简单，你现在就可以做一个关于脑反射的实验。

快速地、在毫无任何防备的情况下，叩击一下膝盖下面的韧带，这个时候，大腿的一些肌肉就会迅速收缩，从而使小腿突然抬起。这个实验非常简单，只要坐在椅子上就能做。不过建议在做的时候选用有靠背的椅子，这样能防止在不经意的情况下摔倒。

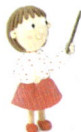

师生互动

学生：老师，我以前听说过一种叫做脑反射治疗仪的东西，那种东西是什么啊？

老师：脑反射治疗仪是一种治疗失眠的仪器，对那些经常值夜班，白天和黑夜颠倒的失眠患者，以及那些受到某些重大突发事情冲击而导致失眠的患者，都有很大的帮助。

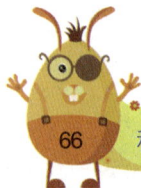

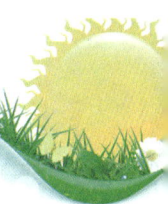
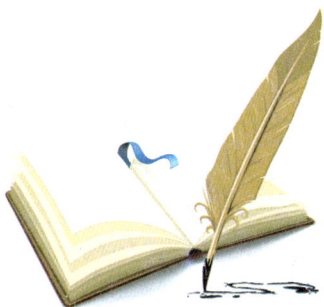

今天，你让大脑休息了吗

◎明明不想写作业，他跟邻居小胖说好了要一起玩游戏，但是妈妈那一关很难过，明明脑子飞快旋转着，想找出合理的借口开溜。

◎明明看到妈妈买菜回来，马上迎上去，不仅帮妈妈拎菜篮，还殷勤地给妈妈倒水。

◎妈妈知道明明想出去玩，就让他去了。

◎玩了一天的明明回家后，在妈妈的监督下认真写作业。

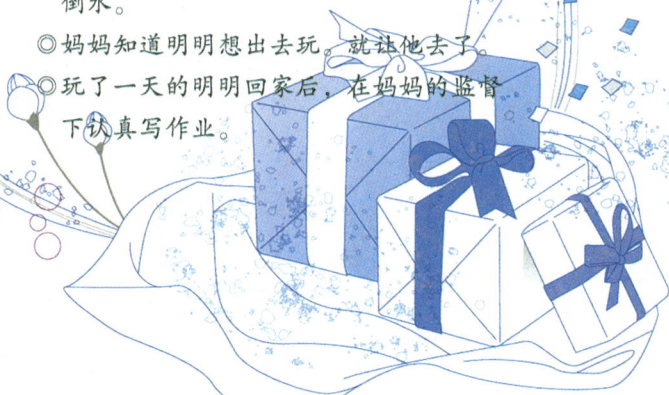

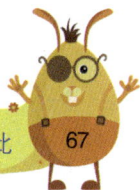

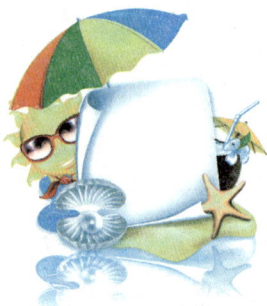

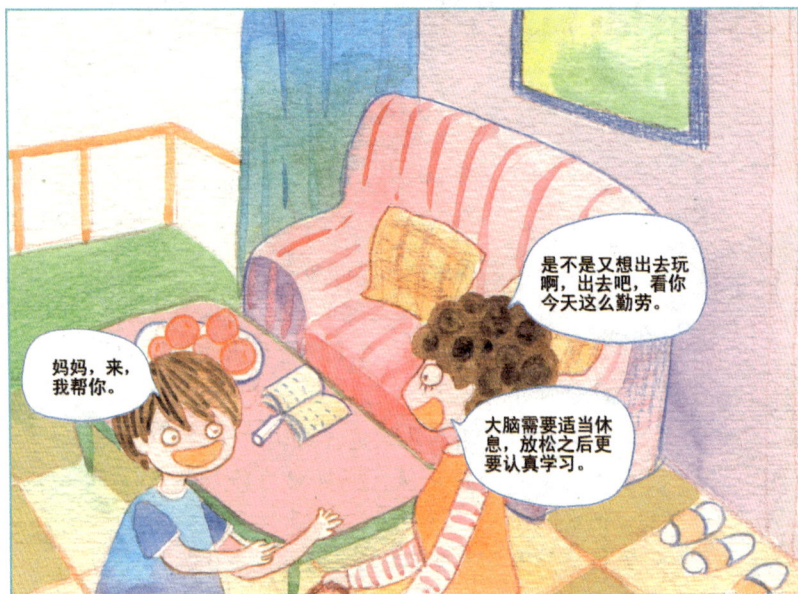

大脑为什么会累

　　人的大脑是一个信息接收器。有人说大脑可以连续工作 12 个小时，有人说看一整天的书，也有人说他可能连续 24 小时使大脑始终处于运转状态，他们都不觉得累。但曾有个人跟别人下五子棋的时候，车轮战

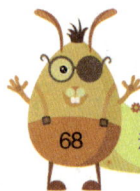

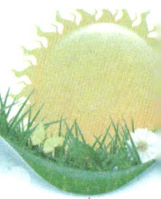

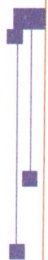

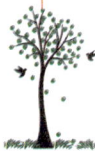

保持 88 战不败后晕倒住院了……

为什么会出现这样的状况呢？

首先，我们要知道的是，人的大脑有 100 亿多个神经细胞，每天能够接收生活中大约 8600 万条信息，大脑神经细胞间最快的神经冲动传导速度为 400 多公里每小时，它的功能远超过任何一台计算机。但是，为什么我们能够消化并记住的信息却那么少呢？为什么我们动脑的时候觉得很累？

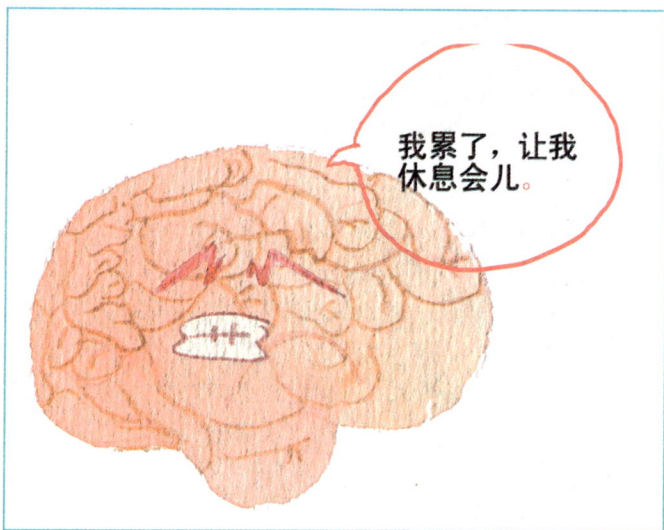

我们知道，人体各种机能的运行需要消耗能量，就像汽车奔驰时需要汽油一样，大脑的运行的能量来源主要是葡萄糖氧化过程中产生的。而人体的葡萄糖储量有限，除了供大脑正常运行外，还供给心脏，因此常出现供应不足的情况。

我们每天长时间用脑，就容易引起大脑的血液和氧气供应不足而使人觉得累，这种累就是脑疲劳，常表现为头昏脑涨、食欲不振、记忆力下降等。这个时候，就需要让大脑放松放松，不能不动脑，但也不能过

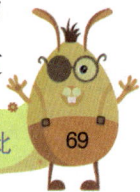

科学原来如此

度用脑。

累什么，别累大脑

我们经常遇到这样的情况，长时间思考或者学习之后，会觉得头昏眼花，特别是起身的时候眼前一片漆黑……这是大脑给你的信号：它累了，需要休息了。

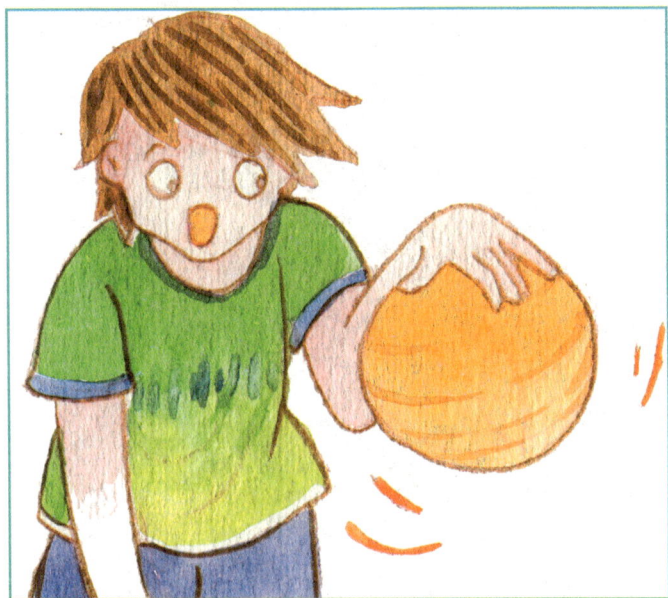

不管是学习还是工作，都是一个高度集中注意力的记忆、思维、问题解决、内外部言语甚至包含机体行为工作的过程。据说，人脑的神经细胞回路比今天全世界的电话网络还要复杂 1400 多倍，每一秒钟，人的大脑中进行着 10 万种不同的化学反应。也就是说，做的事情越复杂，大脑的信息吞吐量就越大，消耗的能量就越多，供应不足就会引发各种状况。

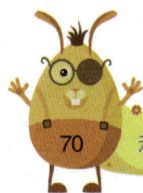

汽车跑半天油门都会热，何况是人脑呢。长时间用脑，累是在所难免的。但是，一旦大脑无法运行，我们就做不成什么事情，因此，累什么，别累大脑。

曾经有个叫做巴甫洛夫的人曾做了这样的实验，他把闹钟放在狗窝里，让狗听"滴答滴答"的声音，一开始狗很兴奋，绕着闹钟嬉闹，但过了一段时间，它就慢慢平静下来，最后睡着了！通过这个实验说明了，外部刺激达到一定程度之后，会构成超限抑制。而抑制，是一个神经由兴奋变为静息的过程。简单地说，就是大脑累时会出现头昏头胀，思维不敏，反应迟钝，疲乏等，它拒绝继续工作。

我们学习和工作也是一样的道理，比如，做了太久的计算题之后，思路突然卡住了，连最基本的公式都忘记；比如，工作时间长了，连最基本的流程都搞错，等等，这是大脑发出的信号：它累了，需要休息！

所以，这个时候，你需要做的可能不是睡一觉，而应该适当地参加一些体育活动，如打球、跑步等强度不大的有氧运动，以增加血液中的含氧量，使大脑的氧气供应充足，疲劳会自然消失。

让大脑更清醒

有个科学家说过一句这样的话："绝大多数疲劳，都是由于心理的影响，纯粹由生理引起的疲劳是很少的。"也就是说，大脑产生的疲劳，往往是由于情绪上的不稳定和冲突引起的。想要保持清醒的头脑，除了补充足够的能量之外，还应该让大脑得到适当休息，不能超负荷"工作"。

时刻保持大脑清醒，不是不可能，最关键的是要培养自己平和的心态。不管遇到什么事情，清醒的头脑使我们绝对冷静，充分调动脑海里的信息来解决各种问题。

现在的社会，节奏太快，竞争太激烈，压力也大，人们的大脑普遍疲累缺乏生气，这需要我们学会劳逸结合。有句老话你一定要知道，那就是会休息才会学习。消除大脑疲劳，才能提高学习和工作的效率。

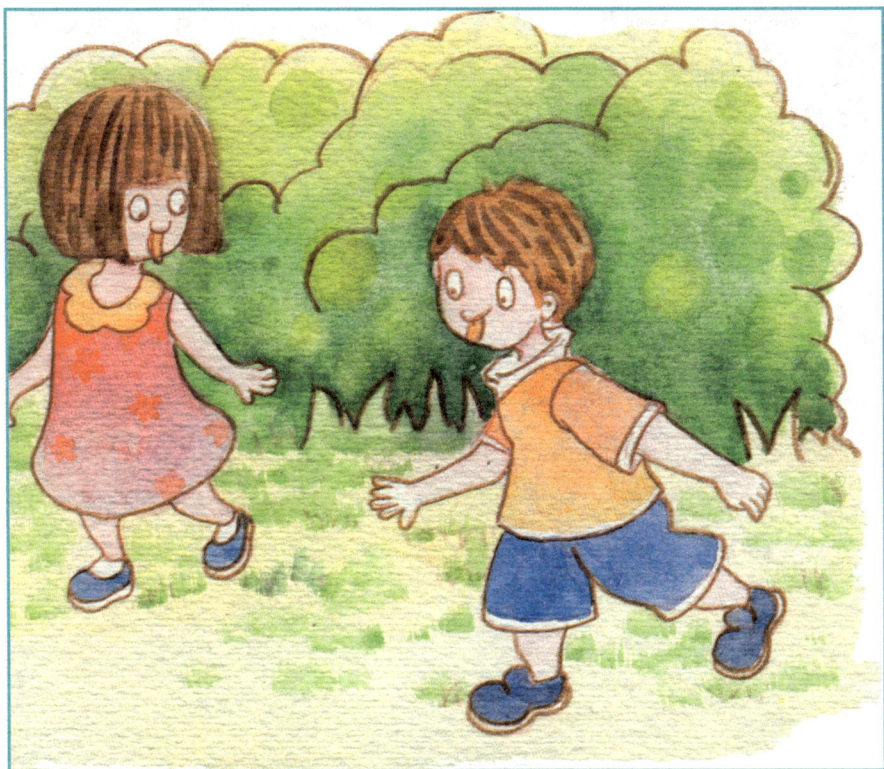

消除大脑疲劳，保持旺盛精力其实也不难，只要帮助大脑抗氧化，使脑皮层神经细胞的活动能力增强，需要做到以下几点：

充足的睡眠，让大脑与空气"氧气对接"。有的人因忙碌而晚睡，这是非常不好的习惯，一定要改掉，因为忙碌的大脑容易被氧化，而睡眠是让大脑与空气进行"氧气对接"的最好时机！只有充足的睡眠，才能保证第二天学习、工作效率。

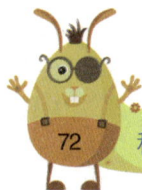

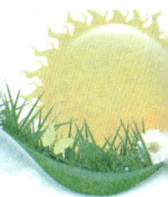

昂首走路，吸收氧气。低头看书写字，低头上网，甚至走路的时候也喜欢低着头，有这个习惯的人要注意啦！我们低头的时候，大脑会因受到脊椎张力而消耗更多的能量。因此，我们要养成昂首走路的习惯，昂首挺胸可以让你全身的奇经八脉得到最大程度的舒张，进而使大脑皮层吸收更多的氧气。

经常说话，经常笑。医学专家指出，说话可帮大脑代谢残余废气、吸收新鲜空气，降低大脑氧化程度，提高思维能力和记忆力，大笑不仅能够调动人的面部肌肉，还能增加大脑营养物质的供应，增强大脑细胞的活跃性，由此可增强记忆力。

身体不适注意休息。带病工作不可取，人体不适的时候，大脑神经元细胞通常是处于倦怠的状态，如果你硬撑，强迫它们工作，脑细胞的耗能量将比平时增加2～3倍！长时间这样，大脑会因惯性缺氧而加速老化！因此，如果你生病了，就应该好好休息。

小链接

这些食物能够助你提神

豆类。如果人体内缺乏铁质，就会贫血。贫血的人经常感到头晕、乏力，注意力不集中。而豆类如赤豆、黑豆、黄豆等能够起到补充铁质的作用，对改善疲劳、无力的状况非常有效。

香蕉。香蕉含有极易被人体吸收的碳水化合物和钾，因而被称为"高能量的事物"。研究表明，人在剧烈运动后，体内的

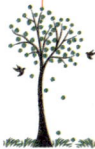

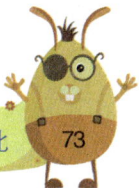

钾会降得很低，会导致人肌肉疼痛、心律不齐、反应迟钝等，香蕉能够补充人体内钾的不足。

鱼类。特别是金枪鱼，它含有丰富的酪胺酸，酪胺酸帮助大脑生产神经传递物质，使得人注意力集中，思维敏捷。

麦片。燕麦片是一种富含纤维的事物，营养专家说，纤维能使胃消化的速度放慢，持续不断向血管供应碳水化合物，保证人体能量的供应。因此，早餐食用含纤维量高的事物如燕麦片，能够使人体血糖水平保持在较高水平，精神饱满，不易饥饿产生疲劳。

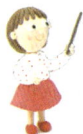

师生互动

学生：老师，我们为什么需要午休？

老师：很多人对午休存在误解，觉得中午的休息只能让自己的身体肌肉得到放松，休不休无所谓。这种观点是不对的，午休最大的收益体是大脑。午休不仅使人更好地应付下午的工作，还能使大脑将早上接收到的信息消化、巩固，就像饭后需要消化的胃一样，早上接收的大量"营养"需要我们储存下来，把"残渣"处理掉，以获得更大的"内存"空间。

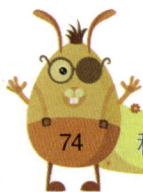

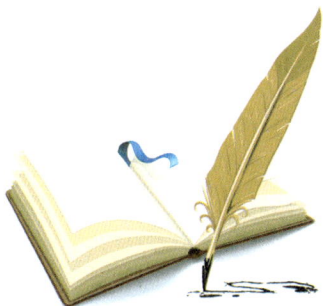

你的智商有多高

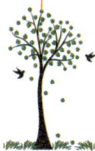

◎ 课间十五分钟，明明在前后桌的带动下正埋头填写一份卷子，比考试的时候还认真。

◎ 几个人写完后都交到小李手上，小李很宝贝地一一接过，然后开始"对答案"。

◎ 看到自己的分数后，明明大受打击，表示小李的题目不靠谱，但心里却是很介意的。

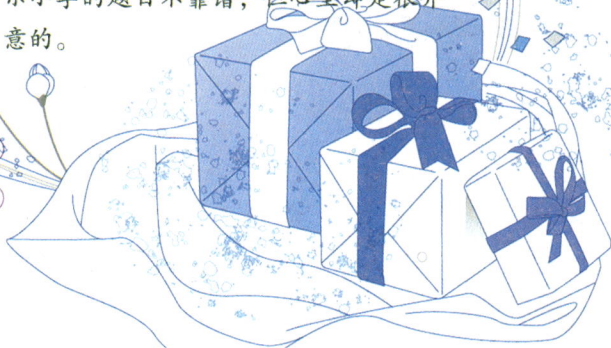

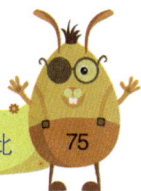

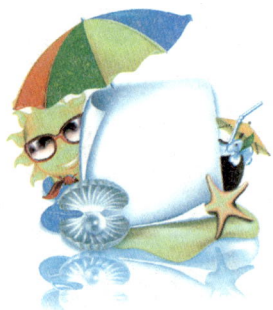

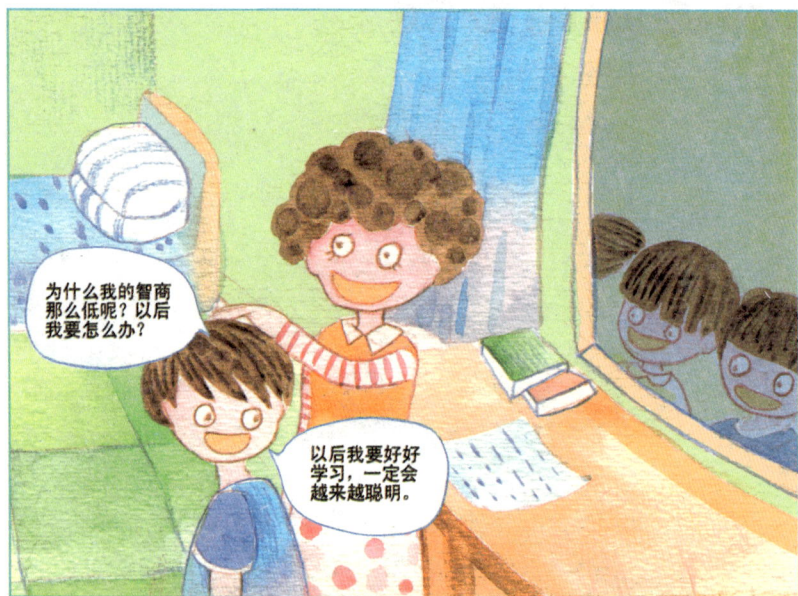

智能与智商

　　智能，又称智力，是指察力、记忆力、想象力、分析判断能力、思维能力、应变能力等。智能的基础物质是大脑，但智能得到充分发挥的前提是经过训练和学习，智能活动使得人们能够认识世界、改造世界。

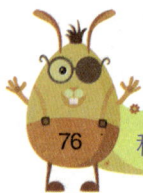

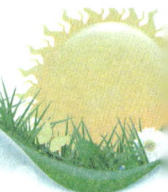

总而言之，智能是认识事物之间的关系，并掌握其联系与规律以指导和调节自己行为完成一定任务，或者解决问题的能力。

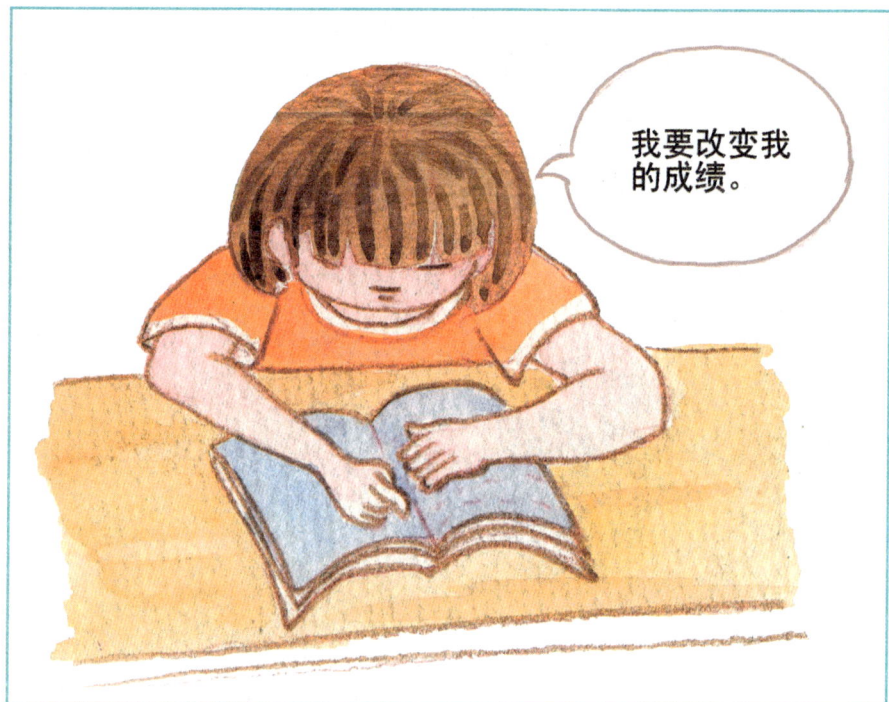

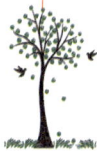

我要改变我的成绩。

智商就是智力商数，是衡量个体智力发展水平的一种指标。智商越高，说明你的思维能力、学习能力和适应环境的能力就越高。

智商值的大小能够表示一个人一时的智力水平的高低，但它可信度是有限的。极少数生来就是白痴，天才也是如此。不可否认的是，天资聪慧的人具有极大的优势，他们学得比他人快，接受能力和理解能力都比别人强，在很多方面能表现出明显的差异。但是，我们也不能因此忽略了后天因素的影响。

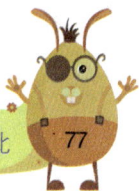

动物也有智能

动物也有大脑，那么，动物跟人一样有智能吗？

这个问题，引起了科学家和普通人的巨大争议。有人说，只有人类才有智能，但也有一部分人坚持动物也有某种智能。

我们知道，狗一般很忠于它的主人，经过训练之后它还能完成许多

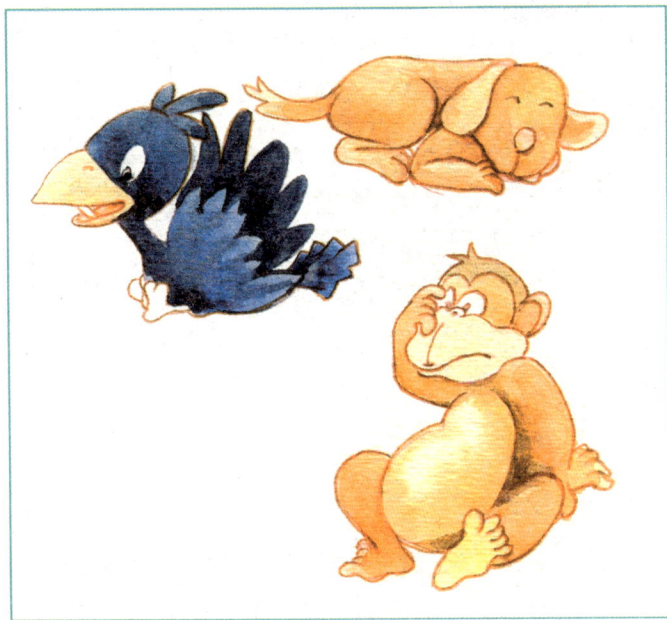

工作，它敏锐的嗅觉甚至是人类远无法匹敌的，因此就有了牧羊犬、军犬、警犬等。对狗的训练行为可以说有点像智能的行为了。

与狗一样，采用带有奖励性的正强化训练，猫也能通过观察和模仿掌握这些本领。因此，有很多猫主人训练他们坐下、翻身和钻铁圈。猫专家说，猫是一种与众不同的动物，它们喜欢独处，受生存需要驱动。

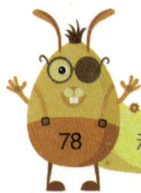

黑猩猩很多时候它能够表现出某种智能行为，比如说香蕉熟了挂在树上，黑猩猩就知道怎么用棍棒或者石头将其打下，甚至它还能有意识地制造一些简单的工具，以达到它的目的。

科学家发现，一头名为"幸福"的亚洲雌象能在镜子里认出自己，而这种复杂的行为只有人类、类人猿和海豚才有。并且大象的头脑绝对尺寸显示，大象一定明白事理，因为它不仅能够安慰家庭成员，还能及时帮助有需要的其他动物。

我们应该都学过这样一篇课文，乌鸦口渴了，但是瓶子里的水不够高，乌鸦喝不到。因此它想尽了各种办法，最后它终于顺利喝到水了。乌鸦其实是一种"心灵手巧"的动物，它可以把小树枝、羽毛和其他碎片作为诱捕猎物的工具，它们天生就有制造工具的天赋，但需要观察长辈才能熟练掌握那些技能，而这些都是智商的体现。

动物也许也有智力，它的发展就是一些适应的专化系统的通用性的增加，这与脑的发展、脑内神经元线路的复杂化和功能联系的灵活性是密切相关的。

智商的用途

对绝大多数人来说，实际生活中都不需要多高的智商，那么，有没有一个智商要求的标准呢？如果拥有高智商，符合在哪个领域活动？这个问题好像没有定论，但普遍来讲，运用到智商的无非以下几种：

考试。每个上学的孩子都知道，考试是限时进行的，它对我们短时间记忆、处理复杂信息的能力要求比较高。如果说学习的过程，就是智商训练的过程，那么考试就是检验成果的。我们常常羡慕身边记性很好的同学，因为记性好是高分的基础。这同时也说明了，智商是能够通过后天的努力去提高的。

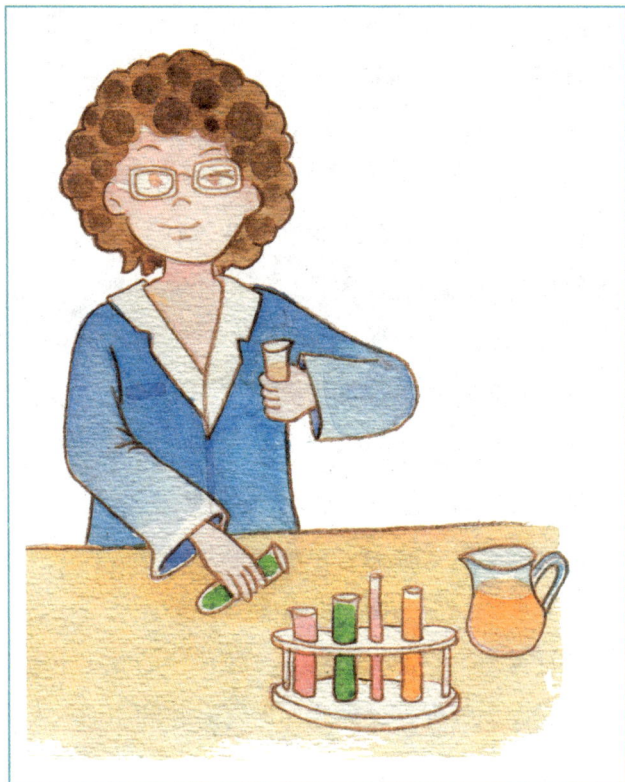

科研。对于绝大多数人来说，只要我们好好开发和利用我们的大脑就足矣，只有在极少数领域需要高智商，比如棋艺，科研也需要高智商。但这高的要求也不是不着边际的。我国著名的数学家张广厚在小学、中学读书时智力水平并不出众，也是由于后来的勤奋和环境的熏陶，最终有所作为的。

智商的高低，绝不能与成功画等号，社会各行各业不乏优秀的人才，但他们全都是高智商的人么？很显然不是的。

美国总统小布什就常被人嘲笑，说他91的智商太低，而老布什也只有98，这个智商值在我们身边就有很多，但小布什只有一个。

中国的福布斯富豪榜上，很多都是小学文化的，新东方学校的创办

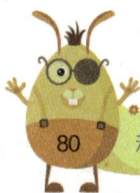

人俞洪敏，他的智商就不是很出众，当年他考了三次才考上的大学。还有中途退学的人，他们与名校里成绩优异的人相差甚远，但不得不说他们是很成功的。

所以，智商不能决定一切。我们应该做的，是如何通过自身的努力，达到你人生的制高点。

小链接

你智商不低，但你也许会很笨

智商不是成功的唯一条件，通过自身不懈努力，一样可以弥补智商稍低的不足，但如果你存在一些这些坏习惯，那么你将身处"比别人笨"的危险边缘。

睡眠不足。充足的睡眠能够有效消除大脑的疲劳，相反，长期睡眠不足或者睡眠质量差，会加速大脑细胞的衰退，再聪明的人久而久之也会很糊涂。

甜食过量。喜欢吃甜食的人，特别是儿童往往智商比较低，因为甜食摄入过量将导致高蛋白和维生素的摄入量减少，导致机体营养不良，进而影响大脑发育。

不吃早餐。早餐能保证血糖正常供给，维持一整天的大脑活动，而不吃早餐使人的血糖低于正常供给，导致大脑供应不足，不管做什么事情都提不起精神。

少言寡语。有的时候沉默是金，但别整日沉默寡言、不苟言笑。说话是调动大脑细胞的有效方式，正所谓脑越用越灵，多说话会促使大脑的发育、锻炼大脑的功能，它不仅活跃了你的脑细胞，还能够提高你的语言表达能力、逻辑思维能力、交际能力等。

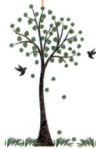

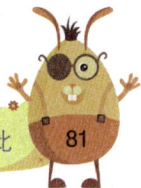

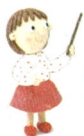

科学原来如此

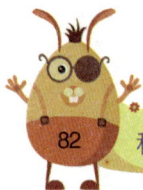

师生互动

学生：怎么判断我是左脑型还是右脑型？

老师：左脑型的人适合进行语言、计算的处理，善于有逻辑地思考问题，连运动方式都是分析式和理论式的，他们数学一般很好。而右脑发达的人，往往比较擅长美术、音乐，但对数学感到头疼，适合对图像、音乐、空间等信息进行处理，直觉和综合判断力强，同时兼具信息合成、整体认知等能力。

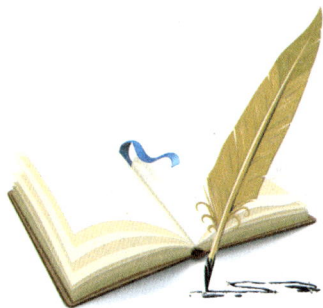

你能控制你的大脑吗

◎爸爸给明明买了一台电脑，并且告诉明明，电脑每天能记录许多东西，它的运算速度可以用"百万条指令/秒"来计算。

◎爸爸正在教明明学着使用电脑。

◎明明很感慨电脑的神奇。

◎妈妈为了让他安心写作业就把电源关掉了，明明无奈只好写作业去了。

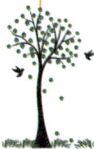

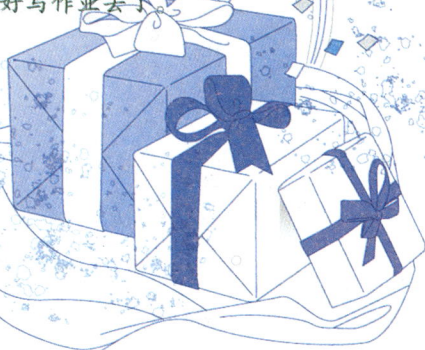

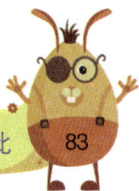

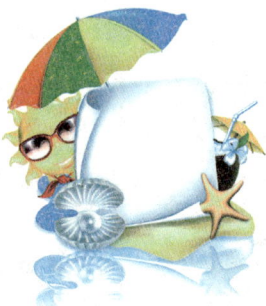

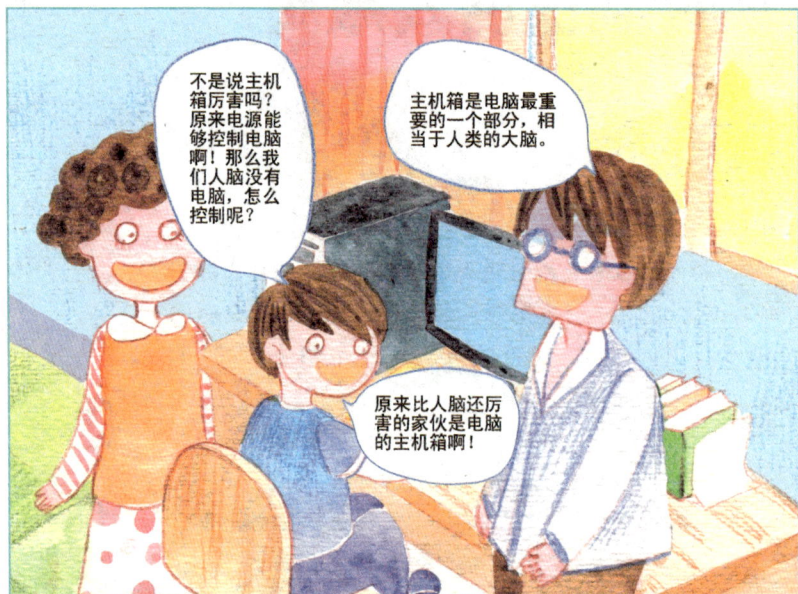

人脑与电脑

有人会觉得电脑比人脑厉害多了，不管是什么信息和新闻，只要有电脑，没有什么是不知道的，人脑就不一样，连昨天死记的知识今天就能够忘记了，而且电脑计算机的速度远比人脑快很多很多，人无法做到

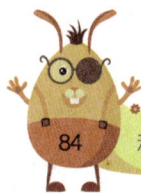

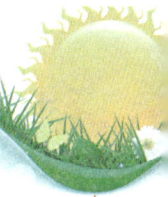

的事情，电脑却能够为你提供解决方法……

实际上，电脑除了在做复杂的数学运算和逻辑推理的工作方面远远比人脑强之外，很多功能都不及人脑，甚至比不上一些高级动物的脑。为什么这么说呢，简单来说，那就是电脑是人造的，人运用大脑的知识能够创造出复杂的电脑，但电脑始终不能造出人的大脑来。

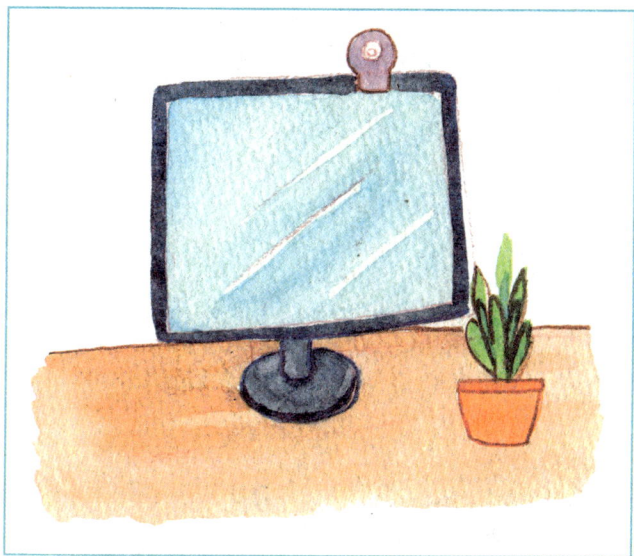

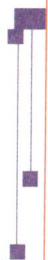

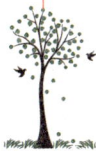

电脑不及人脑的例子很多，你跟你的发小阔别多年，突然在大街的人群里重逢，即使那个人的容貌、举止都比好几年前成熟了，模样也发生了变化，但你能够准确叫出他的名字和少时起的绰号，以及与他一起经历的事情，等等。但如果换成电脑，就不一定能认出他了。电脑需要运用固定的程序对对方的容貌进行正面逐点扫描，再从庞大的数据库中调取出相似的人物正面像，然后再筛选出轮廓最为接近的一张，再依此调出他对应的档案，包括姓名、年龄、甚至身高体重血型，等等，因此你会发现，电脑找出的那个人，往往不是你的发小，而是一个与他相似的陌生人。当然，如果你的发小在这几年都没有什么大的变化除外，不

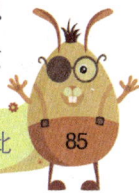

过单凭脸上的几条皱纹都能让电脑出错了。

这样一比较之后，我们发现，对人脑来说，辨认熟人的难度大概不会超过电脑计算两位数的加法。值得强调的是，人识别物体所需要的时间只有十分之几秒，这是电脑远比不上的。另外，比起电脑来，人脑在紧密程度、消耗的功率、寿命以及工作效率都优越得多。

脑的结构和元件与电脑存在较大区别，人脑是自然界进化的产物，是生物性质的，人脑可以自然产生思想，感情，思维等心理过程，同时兼备个性，而电脑是人脑设计的产物，不是生物性质的，因此除了完成指定的程序设定之外，电脑就不能自行处理别的东西了。

脑是生物进化的结果

不得不承认，人脑恐怕是我们所知道的宇宙中最复杂的系统了。

在生命系统中，任何生物都需要进行某种方式的信息处理，与植物对外界环境作出反应不同，动物靠摄食植物或者其他动物为生，为此动物需要感官细胞，需要有能够控制自身作出某种反应的组织系统，因此就发展了神经系统。

植物能够感觉外界条件的变化，但也很有限，比如，秋天一到，树叶就变黄落地，植物的花和叶子为了自身成长的需要尽量向水、向光的方向伸展，等等。动物与植物最重要的区别之一就是动物有神经组织而植物没有。

从低等动物到高等动物，脑的进化是逐步进行的。如鱼类的脑很简单，只有延脑，到爬行类和鸟类就发展到了前脑，到哺乳动物后，前脑才开始发达起来。在不断进化的过程中，灵长类动物出现了，许多重要的脑功能逐渐移到大脑皮层上。几千几万年过去，大脑皮层就成了脑处理各种信息的主要部位，脑功能越来越复杂。

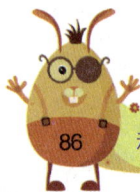

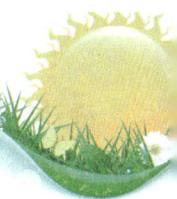

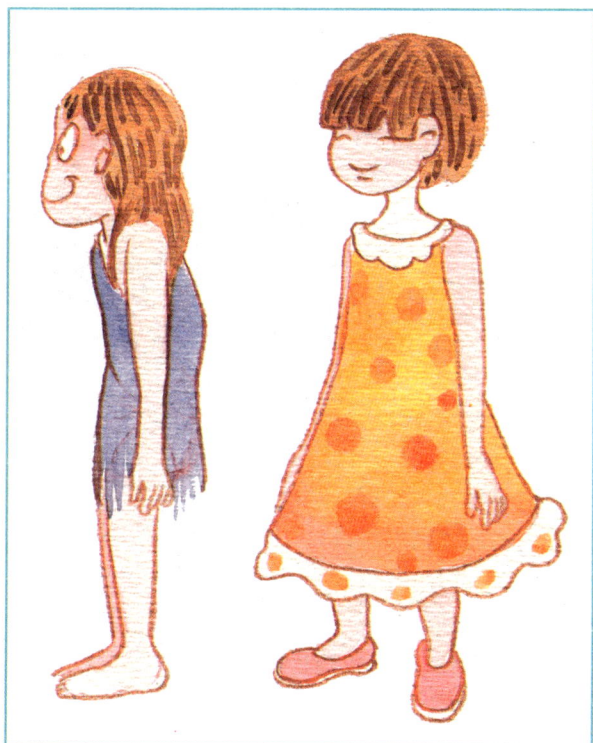

人类的头脑是最发达的，也是进化最完整的动物脑，从 300 万年前的早期人类到现代的人，脑平均质量达到了 1.5 千克，平均体积约为 1500 毫升，与我们知道的宇宙中的星体数量级差不多的神经元。

为什么不能完全相信大脑

经由大脑分析得出的结论总归是理性的，但不否认情感的因素也占很大一部分。我们能完全相信我们的大脑吗？

当然不能，为什么呢？不相信大脑我们还相信啥？别急，且听我慢慢道来。

大多数人，肯定是已经习惯了大脑的存在。我们之所以能够认识万

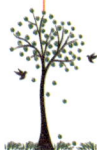

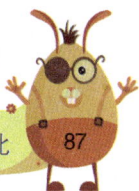

事万物，大脑可谓功不可没。也有很多人说了，假如这世界上还存有值得我们完全信任的事物，那它必定是我们的大脑了。毕竟，还有谁比它更亲近我们呢？

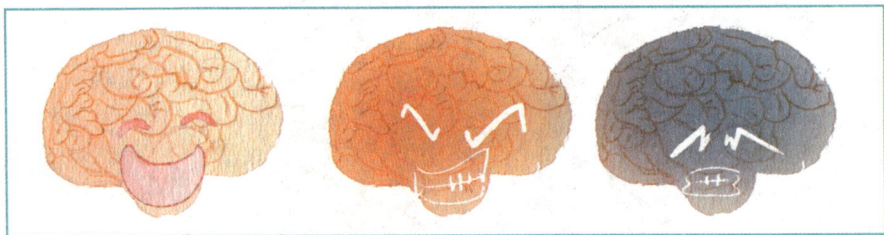

依据大脑中的那丛复杂的神经细胞指引，我们才得以看清自己和外在的世界。然而，大脑也不值得我们全心全意地信赖，有时候它会扭曲并歪解事实真相，它也有傲慢、偏执、情绪化的一面，甚至有时候还引诱我们走向歧途，正是因为这颗我们如此信赖的大脑，使我们自以为聪明绝顶，其实却是非常懵懂糊涂。

大脑的爱慕虚荣。 爱慕虚荣的大脑不仅原谅我们的过失，甚至干脆将那些不好的一面从记忆中淡出，让我们自认为高人一等，让我们觉得自己是最厉害的，无人能敌。

情绪化的大脑。 它会先发制人地根据好恶做出判断，使得我们无法认清事物的本质，受它的影响，我们有时候甚至毫无招架之力。

充满偏见的大脑。 偏见是大脑里最固执的骗子，它使我们我们永远相信自己的判断。因此，我们没有时间或动机，主动停下来反省自己的态度是否正确，并去矫正我们的错误倾向。

大脑的顽固。 大脑有时候会不懂装懂，假装知道它不可能知道的事情。因此听不见别人的忠告和意见，与此同时，大脑认定他人的观点永远是荒谬的，他人的论证永远是可笑之极的。

妄想的大脑。 我们对自己所抱持的信念往往出于盲目的忠诚，不管

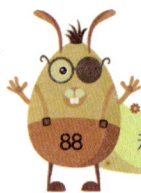

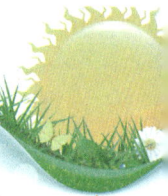

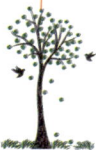

出于什么目的，不管它有多荒谬，我们都坚决守护着。我们还会为自己所得出的假设积极寻找各种证据，或主动创造证据，并顽固地为之辩护，以免它受到修正和反驳。

小链接

现代人更聪明

与几百年前的人类相比，似乎是现代人聪明多了，知道的东西也多，几百年前不知道的事情到现在却变得很简单，我想，这不是大脑有什么本质区别，而是群体效应的结果。社会在进步，每个人接触到的东西越来越多，也越来越便捷，在原有知识的基础上不断叠加、增添新知识，这便形成了集体智慧，个人当然也变得聪明了。人的智力有先天因素的影响，也可以通过后天的教育及自身的努力来提高，这就是大脑的可塑性。

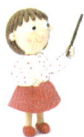

师生互动

学生：老师，人类的大脑还会如何进化啊？

老师：进化是肯定的。大脑会随着我们所处的环境以及我们所想的事情而进化，每个人都不一样，每个地方的环境也不一样，因此，在这些因素下的大脑进化成什么样子，也是不一定的，没有一个确切的说法。不过，有一点必须相信，人的大脑会进化得越来越好。

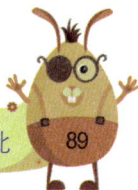

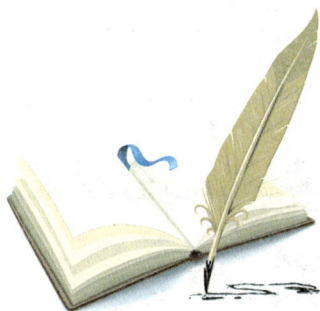

你是一个正常的人吗

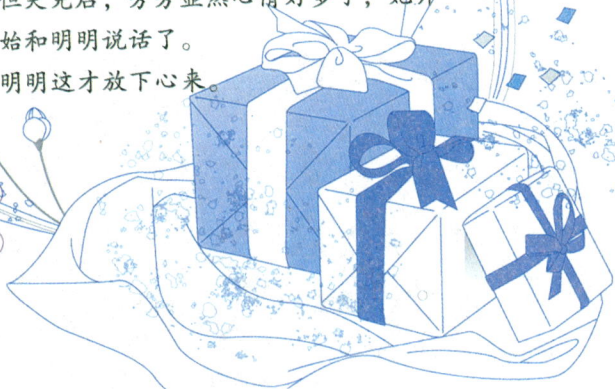

◎ 芳芳今天有点反常，他不再喜欢凑热闹，总是安安静静一个人待着，时不时还傻笑，同学们都很奇怪。

◎ 放学后，明明对芳芳说要一起回家，芳芳没吱声。

◎ 芳芳突然大哭了起来，明明手足无措。但哭完后，芳芳显然心情好多了，她开始和明明说话了。

◎ 明明这才放下心来。

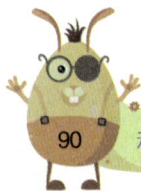

> 我今天心情不好，昨晚喝醉酒的爸爸打了妈妈，现在两人正在冷战。

> 原来是这样啊！，我以为你是人格分裂了呢，吓死我了……

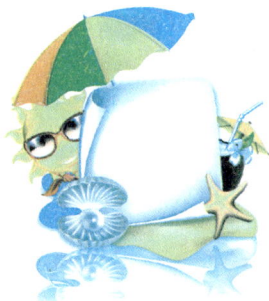

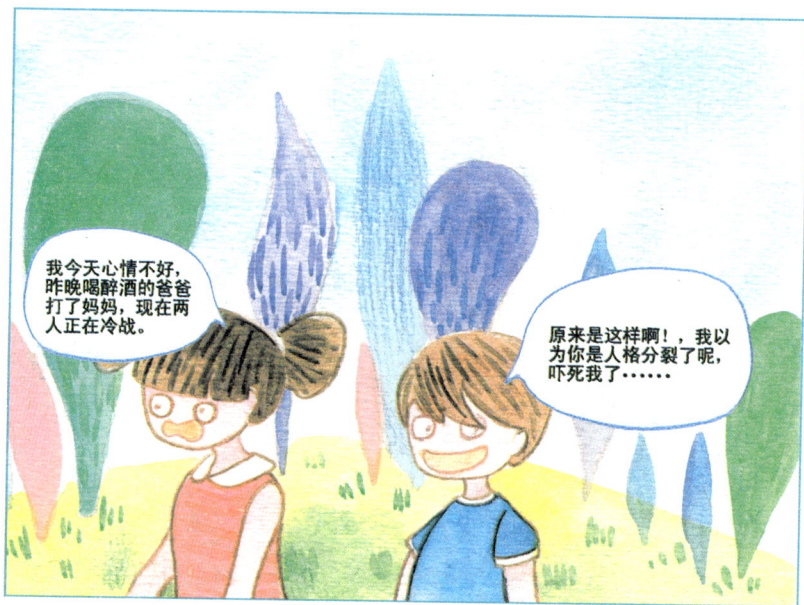

什么是人格分裂

　　要了解人格分裂，首先需要知道的是，什么才是健全的人格。

　　健全的人格指的是健康完善的、与社会发展相适应的人格。它应该包含以下几个方面：

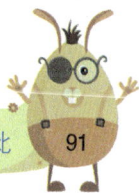

　　和谐的人际关系。一个正常的人不喜欢被孤立，他想被集体接纳，想融入社会，所以他通常是以诚恳、公平、谦虚、宽容的态度尊重他人，与他人建立良好的关系，同时也受到他人的尊重与接纳。

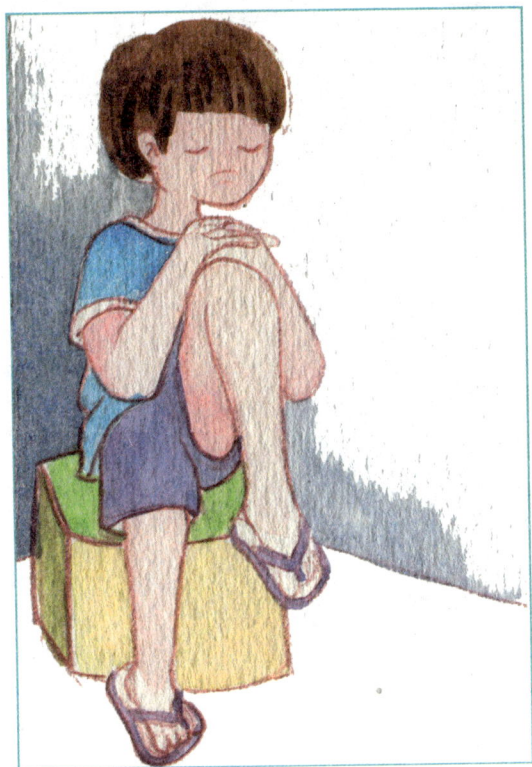

　　正确的自我意识。有健康人格的人能够正确认识自己，对自己会有恰如其分的评价，充满自信、扬长避短。不仅如此，他对学习怀有浓厚的兴趣，通常表现出观察敏锐、注意集中、想象丰富、充满信心、勇于克服困难，通过刻苦、严谨的学习过程，获得不少的满足感和成就感。

　　良好的情绪调控能力。人格健康的人具有调节和控制情绪的能力，经常保持愉快、满意、开朗的心境，并富有幽默感。当消极情绪出现时能合情合理地渲泄、排解、转移和升华。

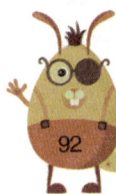

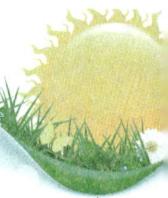

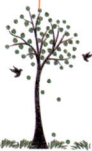

良好的适应能力。人格健康的人以一种主人公的态度，主动关心社会，了解社会，他们的价值观是能够为社会做贡献，为此，他会通过努力，使自己的思想、行为跟上时代的发展，与社会的要求相符合，能够和社会保持良好密切的接触。

而人格分裂却相反。人格分裂在学名上称为"解离症"，是一种以观念、外貌和行为奇特以及人际关系有明显缺陷，它的主要特征是患者将引起他内在痛苦的意识活动或记忆，从精神层面解离开来，以达到保护自己的目的，但也因为自我保护的意识太过于强烈而丧失了自我。

患有人格分裂的人一般较孤独、沉默、隐匿，既不爱与人际交往，又不合群，没有什么朋友，也很少参加社会活动，显得与世隔绝。他很难融入集体和社会，总觉得自己跟这个世界格格不入，从某种程度上来说，他觉得只有他才是对的。

多重人格

多重人格是指一个人同时具有两种或多种非常不同的人格，简单举个例子好了。

我们试想一下，我们周围如果有这样一个人，他有 17 个名字、17 种不同的装扮、17 种不同的声音、17 种不同的性格、17 种不同的生活，总之，就是各种比较凸显的性格以及行为处事方式在他一个人身上出现，会是怎么样一种感觉？

你一定会觉得不可思议，这与我们想象的差太远了，我们根本就接受不了，不是吗？这是不是现实中存在的人物？这答案不置可否。

小说《人格裂变的姑娘》中的主人公西碧尔，就是这样一个人。但值得强调的一点，这是一部纪实体的心理分析小说。这部小说除了人名是假的，其他事实几乎都是真实的，没有杜撰的成分。西碧尔就是活

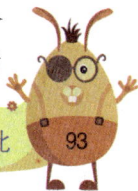

生生的人，她有着 17 种不同的装扮、声调、面孔、性格和生活。心理学上，把这种一个人具有多种人格的现象，称作"多重人格"。

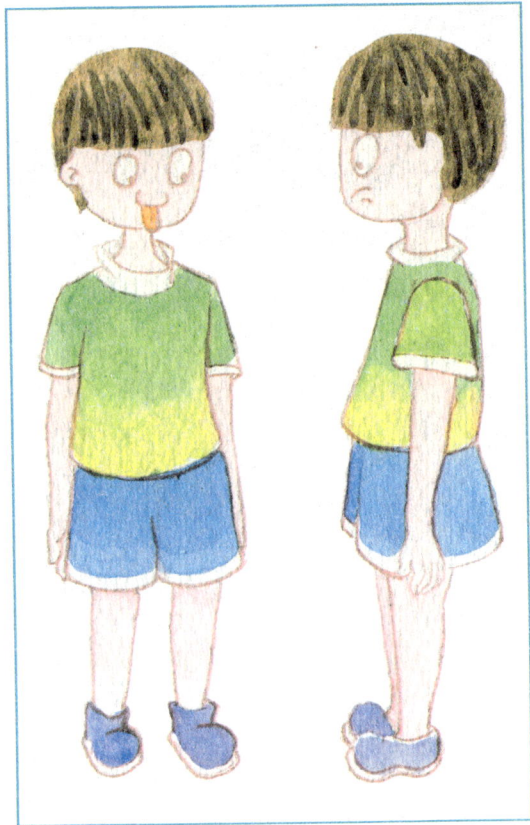

多重人格的基本特征是，具有两种或两种以上的自我认同状态，各对环境及自身有某种知觉、关系、想法，但都各不相同，在某一时间，只有其中之一明显。多重人格可以有双重人格、三重、四重……最多的可以达到 17 重人格。纯粹的多重人格现象是非常罕见的，迄今为止，世界上见诸报道的，还不足 50 例，其中以双重人格相对多见，我国只有一些双重或多重人格的正式报道。

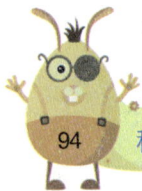

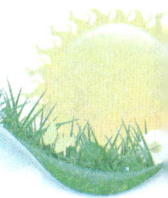

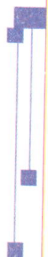

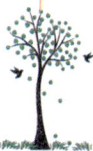

人格分裂产生

感觉、知觉、直觉和思考可以产生自我感。每个人生来就具有四种功能：感觉、知觉、直觉和思考，这些功能使我们产生自我感。当这些功能遭到削弱的时候，就会发生人格分裂。

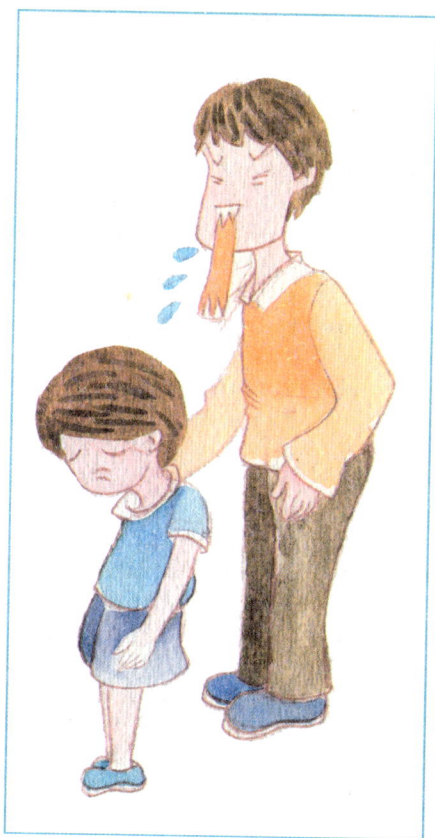

被动式人格分裂是父母对孩子不断的心理扭曲造成的。如果用别人的观点来认识自我，这种逆向方式，只能使自我认识更加模糊，我们"接受"别人对自己的定义，就会认为他们的评价更真实，而失去了自我。

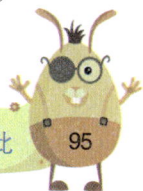

孩子的边界往往对一切教育开放。对孩子来说，父母是神圣的。如果父母没有能够正确引导，会把孩子搞得无所适从。哪怕是一棵树，也应该在土地滋养、阳光照耀下成长的。成长过程中需要什么，得让他们知道并自己去寻找，想要茁壮成长，这就需要枝叶伸向太阳，根须埋进土壤，植物如此，孩子们也是一样。父母要教导孩子识别真假和是非。

随便给孩子下定论，会使孩子失去自我。我们小时候，经常会听到父母说：想当年我怎么怎么样，我如何如何了得，等等，父母喜欢总结归纳自己的经历，并赋予它们不同的意义，然后否定孩子的行为。当孩子们的个性不加扭曲地呈现时，父母不应随便下结论。那些在养育者的培养、支持下，自由地表达自我的孩子，才不会失去自我。

创伤导致的人格分裂。只要是难以忍受的事情，都会给我们的情感带来巨大伤害，这种情感上的冲击，是一种精神上的打击。如果是超出了我们的承受能力的、经常性的、频繁不断的创伤，会促使我们的精神世界处于崩溃的边缘，一旦想起这些不愉快的事情，我们就会感到内心紊乱，以至于失去理智。

小链接

多重人格与天才

人们说天才和疯子只有一线之差，这种说法不是捕风捉影，很多做出举世之举的天才，私底下常被人称为疯子。比如，爱因斯坦在日常生活中很难与人交往；普希金有某种程度的精神分裂；米开朗基罗则有孤独症，等等。

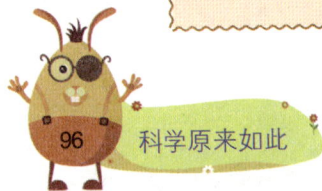

英国有个47岁的单身母亲名叫 Kim Noble，由于小时候受过虐待，给幼小的心灵造成了严重创伤，她患上了一种极为罕见的"多重人格分裂症"。最多的时候，她会出现20个不同的"人格"，后来逐渐稳定在12个左右。2005年，这位单身母亲听取治疗师的建议，开始学习绘画，出人意料的是，Kim Noble 竟然很有天赋，是罕见的天才画家！她每个"人格"的绘画风格都不相同，且不相影响。

10个月后，Kim Noble 举办了自己的画展，12个"人格"做出的使人震惊，同时她得到专业人士的认可。此后的4年，她创作出了200多幅画，风格各异，在欧洲各国的艺术馆中举行27次画展，她的作品赢得了肯定和认可，越来越多的鉴赏家以高价收藏她的画。

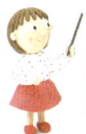

师生互动

学生：老师，我在怀疑我自己或某个朋友就像多重人格，要是身边真的出现了多重人格，那咋办？

老师：我们知道，大部分艺术家都具有多重人格气质和倾向，正是由于多重人格倾向的丰富多彩，才能使艺术家们的灵感永不枯竭、常变常新。的确，在日常生活中会有些人看起来很像"多重人格心理障碍"，但是，这种当然不是纯粹的"多重人格心理障碍"或"多重人格倾向"，而是我们人格自身的多种适应性。这种人的性格或情感虽然波动较大，也似乎变化多端，但是，基本可以保持在一定的平稳和健康的范围内。因此，不必为此忧心。

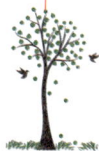

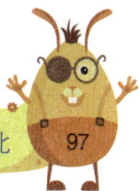

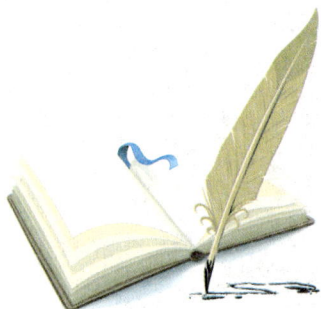

你所看到的就值得相信吗

◎ 今天上午第一节是数学课，上课的时候，数学老师在黑板上画了两条垂直的线段。

◎ 教室里突然哄堂大笑，原来，老师竟然让学生们说出黑板上垂直的两条直线哪条比较长。

◎ 明明在老师的指示下，把量出来的两条线段的长度分别写在黑板上，两个数是相同的。

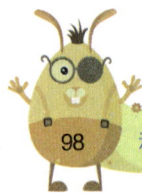

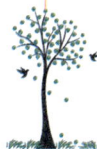

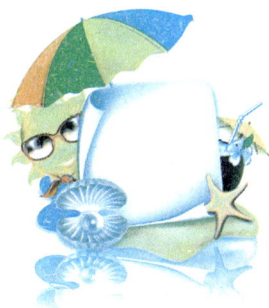

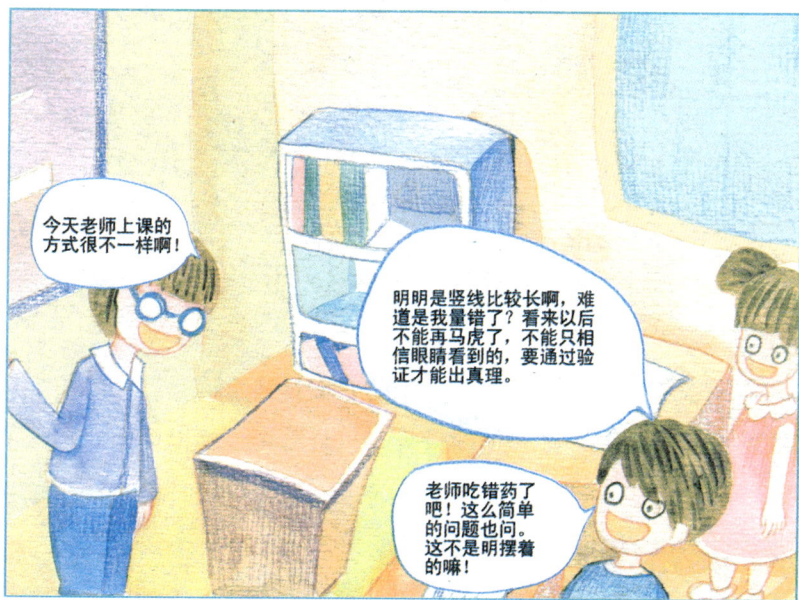

视错觉

我们经常说眼见为实，眼不见为虚，但事实真的如此吗？实际上，我们看到的不一定就是对的，有时候事实和我们看到的正好恰恰相反。这就是视错觉。

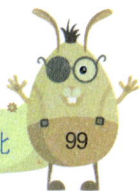

视错觉的出现表明视觉不是简单地记录图像，而是大脑对视网膜上图像的解释过程。两条互相垂直的线段，长度相同，但肉眼看来却是竖着的线段比较长，为什么会有这样的视错觉呢？这究竟是怎么一回事呢？嘿嘿，请看下面，让我慢慢来告诉你。

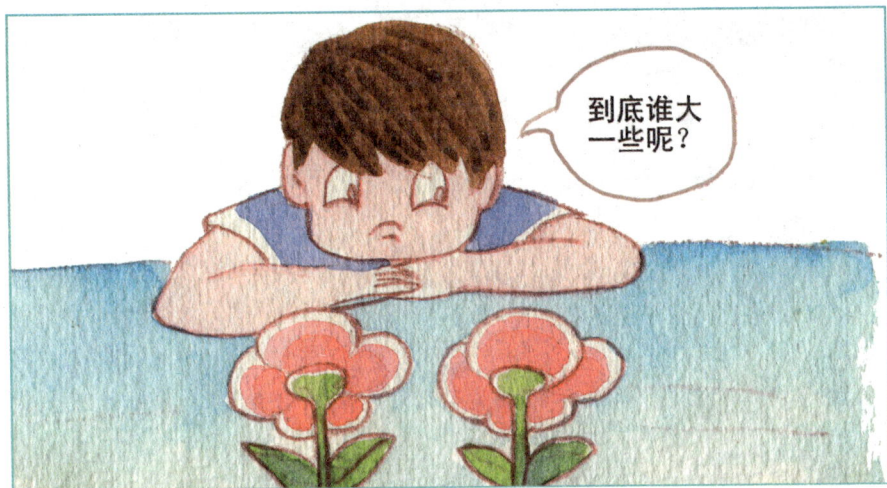

我们视网膜上的形成的像是二维的，而现实世界是三维的，大脑要从二维的图像想象出三维立体的世界。也就是说，视网膜要对摄取的信息进行一些处理，这些提取出的物体轮廓大大减少了神经系统中输送的信息量，却不影响我们大脑对周围世界的认识。

人类只有两只眼睛，对世界认识的基础就靠这双眼睛，眼睛就是我们心灵的窗户，而我们的眼睛看世界，完全不像镜子里照出的景象，原原本本地呈现出外界事物。我们根据自己的需要，将外界进入眼睛的信息经过选择、过滤之后，由大脑做出解释，其中带有很大的主观性，对于不需要的信息，我们很可能会做到"视而不见"。

这就是出现视错觉的原因。

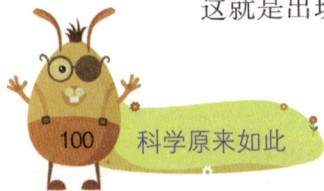

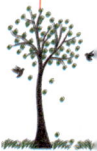

你眼里的色彩

我们所生活的世界，天是蓝的，云是白的，花是红的，雨后的彩虹由赤橙黄绿青蓝紫不同色彩组成……这大家都知道，生活中的色彩也随处可见，凭我们肉眼就能分辨出来，我们的眼睛能告诉我们它们是什么样子的。

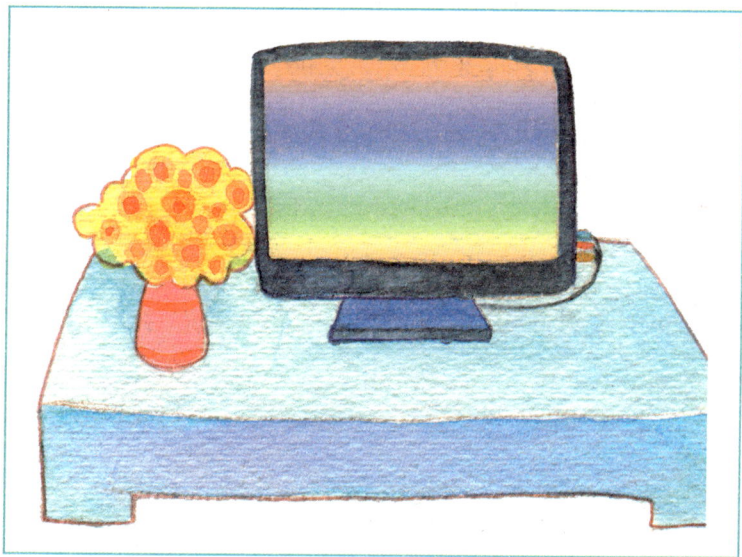

事实上，对光敏感的是视网膜上的两种感受细胞：1亿个视杆细胞和300万个视锥细胞。两者的机理不同。视杆细胞对光非常灵敏，只要吸收一个光子就会产生干净的电信号，但是它不能分辨颜色。

之所以能分辨出颜色，是由于大脑的生理机制有三种视锥细胞，这三种细胞对不同波长光波感觉的灵敏度不同，三种细胞中含有不同的色素，色素光谱灵敏度的峰值对应于红色光、绿色光和蓝色光。视锥细胞能分辨颜色，但它对光的灵敏度却远低于视杆细胞。

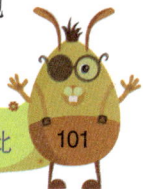

由于三种不同的接收器各自接收到的不同波长能量存在差别，不同颜色由此产生。我们看电视，也能像直接看到电视里演示的场景一样逼真，这跟以前黑白电视相比，不得不说科学技术的进步太大了！现在电视机的屏幕上分布着能发出红、绿、蓝三种颜色的荧光粉，每三种荧光粉的微粒组成一个肉眼无法区分的单元，受到电子束激发强度不同，就产生了丰富的色彩，成了现在的彩色电视，而且分辨率越来越高，屏幕越来越清晰，场景也越来越逼真。我们的生活也因此变得更加多姿多彩和更有趣味。

颜色的感觉是相当复杂的，不同波长的光波引起不同颜色的知觉，但引起同一种颜色的知觉的光所包含的光波波长不一定是相同的，我们大脑会在不知不觉中对看到的信息进行分析和解释，得出可靠的结果。

大脑和眼睛的矛盾

有一个很有意思的实验，就是我们用绿颜色的笔写下"红"字，用蓝颜色的笔写下"黄"字，然后用红颜色的笔写下"蓝"字，最后用黄颜色的笔写下"绿"字。

很简单是不是，但你按写出来的字读一遍的时候发现，你每读一个字，脑子里闪现的颜色跟读出的字颜色是不同的，如果你不识字，看到绿色字体的红字，你脑海里就出现绿色知觉，但你识字的话，就不同了，你不仅知道这是"红"字，还知道这个"红"字是什么样的颜色，"绿"字是什么样的颜色……

为什么会出现这样的情况呢？你明明看到的是红，但眼睛看到的颜色和字表示的颜色不同。用简单的例子来说好了，如果快速呈现一张红发黑衣女孩的相片，观众中会有人说出看到的是红衣黑发女孩。这就说明了视觉系统中平行通道的存在。

视觉系统中有几条平行的信息处理通道，颜色和形状是其中的两

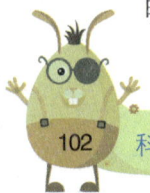

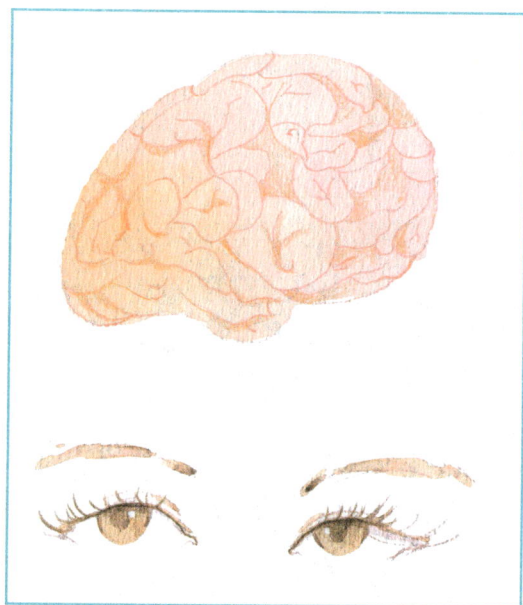

条。视网膜上的图形经过处理后分解为颜色、形状、运动等等信息，通过不同的通道进入大脑皮层不同部分，最后重新整合成完整的客观世界的图像。

小链接

下面四幅图，你是否也会有视错觉？

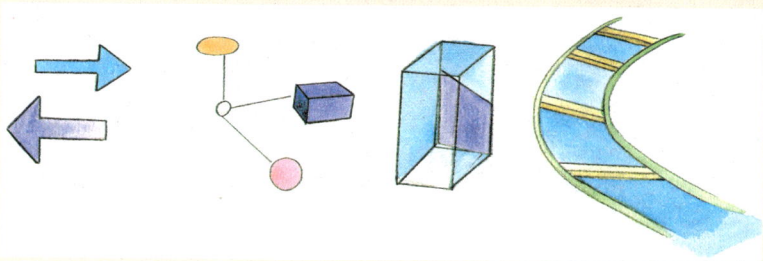

师生互动

学生：老师，为什么有的人不能分辨出颜色？

老师：我们所处的世界，有各种各样的颜色，我们就生活在一个各种颜色的世界中，也正是因为有了颜色，我们这个世界才变得美丽，我们的眼睛才会享受到各种颜色。虽然颜色千变万化，但都离不开红、绿、蓝这三种基本色光。但有的人眼睛辨别颜色会发生障碍，不能像正常人一样分辨颜色，感受到的色彩是朦胧残缺的，甚至是一片灰色，医学上把这种现象称为"色盲"。人的眼睛之所以会分辨出各种不同的颜色，是因为我们的眼睛里的视网膜上有一个叫做视锥细胞的东西，这个细胞能够区分三色光，然后按不同比例混合而成各种颜色，所以我们的眼睛能辨别出各种各样的颜色。而色盲则不能。

要想医治色盲，告诉大家一个比较简单而又随时都能做到的治疗方法，那就是穴位与指压法。将指压位于到眼球正中央下面的两厘米处，那里是"四白"区域，按压的话能提高眼部的机能，增强眼部的活性。在指压时，要一面吐气一面用手指按压六秒钟。要是睁着眼睛指压的话，能够清晰地分辨出物体的颜色，闭着眼睛指压时，还能治疗假性近视。如果色盲情况比较严重的话，应该着重注意强压眼睛下面。坚持不断使用这种方法，色盲就会逐渐恢复过来。

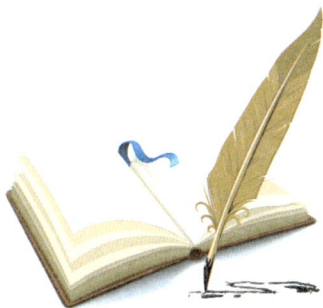

情商

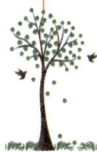

◎放学后，明明跟同伴们结伙回家了。明明发现每次上学放学小海都是一个人，从不跟别人一起走。

◎明明试图接近小海，但每次都被小海拒绝，明明很郁闷，就再也没有理会他了。

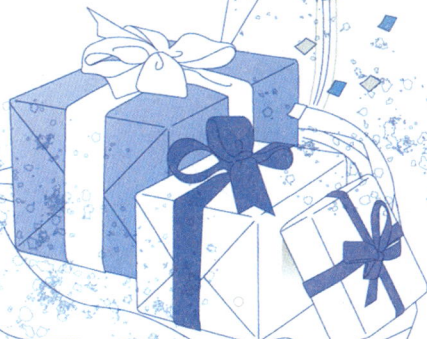

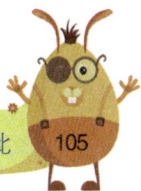

小海，你跟我们一起玩吧，别整天只会坐着，也不说话。

这个人真奇怪，身边没有朋友，学习好了不起啊，还高高在上的。

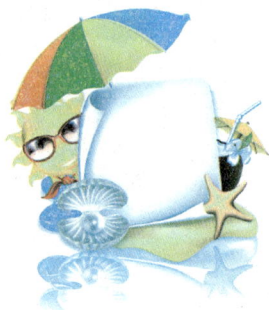

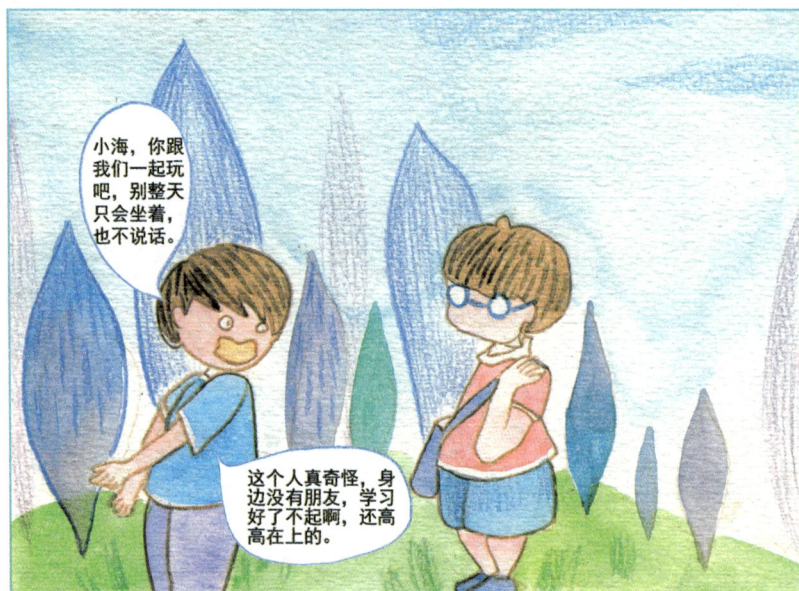

有的人就是情商比智商低

　　什么是情商？所谓情商，就是情绪商数，也就是我们平时说的 EQ，指一个人的沟通交际能力、与人共事的能力，也是人在情绪、情感、意志等方面的品质。简单点说，就是自我情绪控制能力的指数。

　　人与人之间的情商并没有很明显先天的差别，也就是说，由于基因

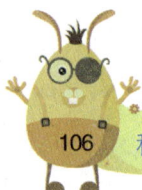

等因素的影响，人在一生下来的时候，可能存在智商高低之别，但情商更多的是与后天的培养息息相关。

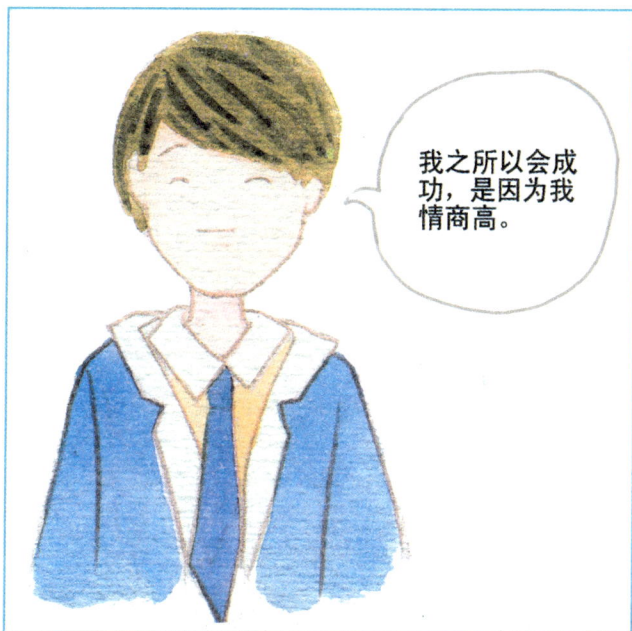

我之所以会成功，是因为我情商高。

情商像智商一样，也能够用数字比较准确地表示出水平的高低，只是就目前来说，尚还没有权威、系统的方案，所以对情商的测试，通常是根据个人的综合表现来进行判断。社交能力强，外向、热情，不易陷入恐惧或伤感，对事业较投入，为人正直，富有同情心，情感生活较丰富但不逾矩，适应并极易融入集体生活。这是心理学家们认为的高情商的特点。

有的人头脑聪明，反应也很快，只要是与学习有关的，他都能从容应对，但他的私生活却很单调，孤僻，不愿意与其他人交往，也不知道跟身边的人说什么话，这类人就是情商比智商低。他们步入社会后不见得就比智商较低的人成功，因为成功的因素除了自身高智商，还与周围环境息息相关。反而是那些智商不出众，也不是很聪明的人成就大业，因为他们懂得怎样跟身边的人合作，利用集体的智慧解决各种问题。

其实，一个人是否具有较高的情商，和童年时期的教育培养有着密切的关系。因此，培养情商应从小开始。

情商很重要

当今社会，人们面对的是快节奏的生活，高负荷的工作学习压力和复杂的人际关系，没有较高的 EQ 是难以获得成功的。为此，有过很多次关于智商和情商的大讨论，情商比智商重要的观点比较普遍。

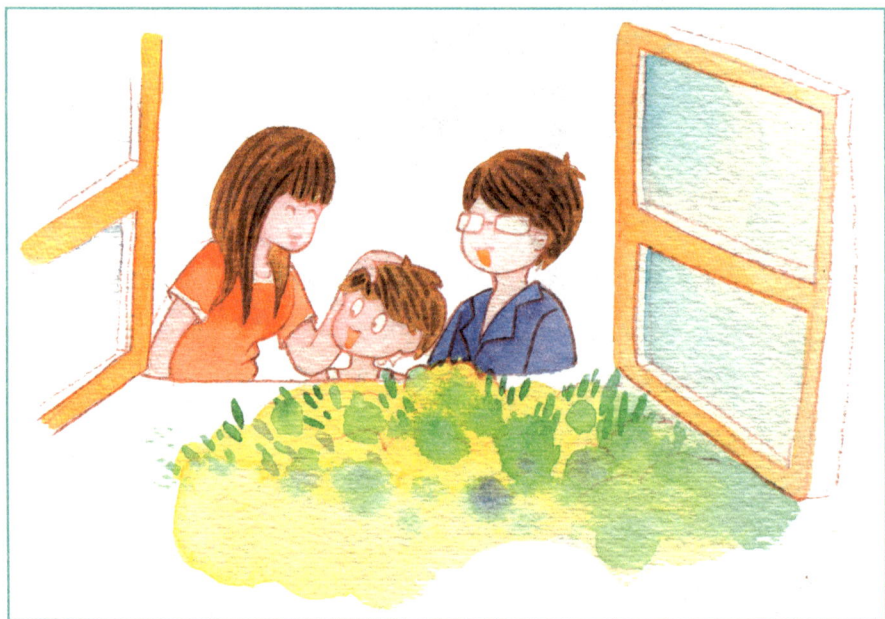

情商的价值是无量的，EQ 高的人，人们都喜欢同他交往，不管学习还是生活，遇到困难的时候，他总是能得到众多人的拥护和支持。特

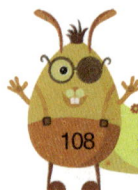

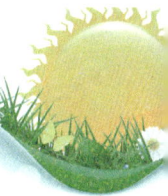

别是在职场中，要获得较快的成长，仅仅埋头工作是不够的，良好的人际关系是获得成功的重要因素。

智商低一点的人，如果拥有更高的情商指数，完全可以获得成功。现代社会，竞争太激烈，压力太大了，复杂的人际关系就足够我们头疼了，更别说多变的社会环境了，只有高智商显然不能够适应这个社会，对生活中层出不穷的问题当然也很难应对自如，所以就需要较高的情商。而情商，是可以培养的。

然而，现在大多数家长过多地重视孩子的智商发展，而忽略了孩子的情商发展，家里要是出现了个"神童"，那就是了不得的事情了，然后让孩子拼命学习，除了学习就是学习，为了让孩子安心学习，父母就减少了孩子玩耍的时间，什么事情也不给他做。孩子生活自理的能力却越来越差，人际关系越来越糟糕……这样的"神童"往往无法适应社会的生活。

情商应该从小培养，早期的情商教育尤为重要，情商的培养其实就是心理上的一种塑造，让孩子们学会自我认知，积极探索，从探索中建立自信心，能够控制自己的情绪，喜欢与人交往，愿意分享、合作，为日后成功做准备。早期情商的发展与父母的教养方式有密切关联，所以父母既不能宠溺孩子，也不能放之任之，要在适当的时候积极引导孩子，让孩子阳光成长。

情商的作用

情商的作用很大，对我们的生活和人际都起到了非常重要的作用和影响，主要可归纳为如下四点。

1. 情的发展为智商的发展确立基本的方向。较高情商使人能够充分有效地利用自己现有的智力资源，并使自己的智力朝着能够产生最

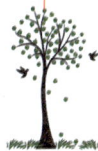

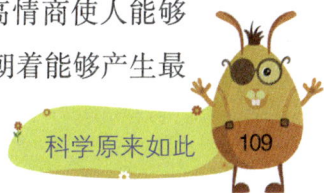

大效益的方向发展。

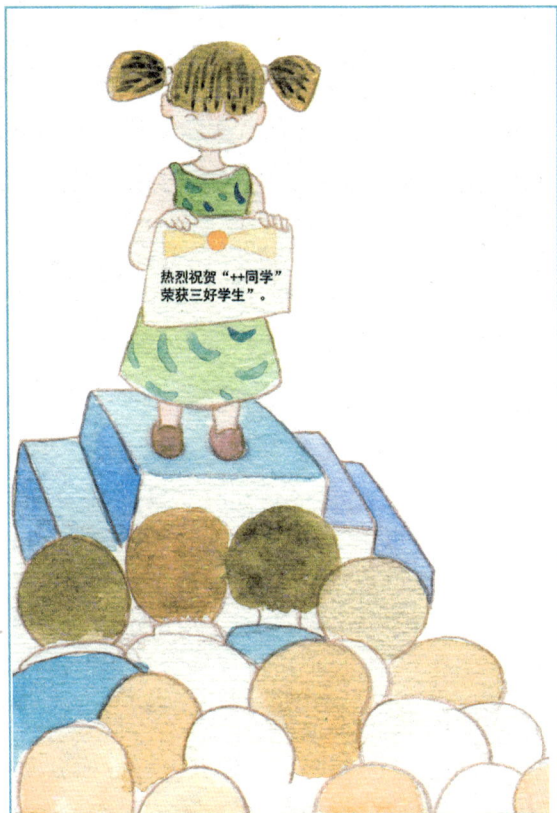

2. 高情商者能是能清醒地把握自己的情感，敏锐感受并有效反馈他人情绪变化的人。情商决定了我们怎样才能充分而又完善地发挥我们所拥有的各种能力。

3. 预测他人是否能够成功，了解他的情商比通过智商测试以及其他标准化成就测试测量出的人的智力水平更有价值。

4. 培养情商，能够提高我们调节情绪、控制情绪的能力，有利于提高工作和学习效率，有助于个人成功。

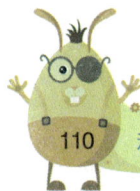

小链接

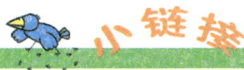

情商发展时间简史

1925 年，Thondike 提出了社会智力（social intelligence）的概念，并把"社会智能"描述为与他人相处的能力。

1935 年，美国心理学家 Alixander 提出了非智力因素（non-intellective factoers）的概念。

1940 年，Wechsler 提出普通智力中的非智力因素，并于1943 年提出非智力因素是个人成功的重要因素。智能的情感部分是成功的必要组成部分。

1975 年，霍华德·加德纳在《发敖的智能》中介绍了多元化智能的理念。

1983 年，Gadener 发展了多元智力理论，其中情绪维度成分：内省智力和人际智力让"社会智力"的概念再一次的受到教育界以及心理界的重视。

1987 年，吐基思·比思利在《门撒杂志》上发表了一篇文章，首次提到"情商"（即 EQ，用来衡量情感智能的商数）这个术语。

1988 年，心理学家 Bar–On 第一个使用"EQ"这个名词，他编制了世界上第一个标准化的情绪智力量表。他还提出，EQ 应包括那些能影响我们去适应环境的情绪以及社交能力。

1990 年，美国心理学家 Salovy 和 Mayer 重新解释了情绪智力这个概念并提出了较系统的理论。同年，心理学家彼得·萨洛维和约翰·梅发表了标志性的文章《情商》。

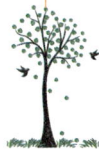

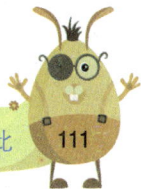

1995 年，心理学家哈佛大学的丹尼尔·戈尔曼教授出版《EQ》一书，荣登世界各国畅销书的排行榜，在全世界掀起了一股 EQ 热潮，是的，EQ 一词已经走出心理学的学术圈，走入人们的日常生活。

2000 年，由 Bar－On 主编的《情绪智力手册》出版，它标志着情绪智力研究进入一个新的阶段。

师生互动

学生：老师，为什么在生活中，我们总是在抱怨某一些东西呢？

老师：生活是纷繁复杂的，我们抱怨也是在所难免，但抱怨也要适量。对于没完没了的抱怨，我们称之为唠叨。抱怨会消耗体力而又不会有任何结果，对问题的毫无用处，又很少会使我们感到好受一点。所以，当我们想抱怨时，停一下先自问："除了抱怨，我能不能改变它，如果不能，我该怎么办？"抱怨是一种情绪，也是可以自我控制的。

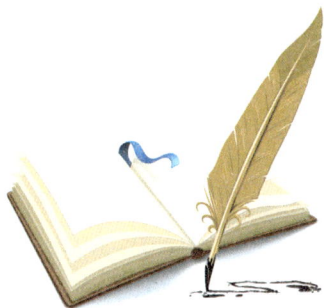

让大脑"说话"

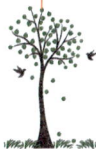

◎课堂上，小朋友们在老师的带领下读书。明明有些心不在焉。

◎过了一会儿之后，老师就想点名让同学起来读，明明被老师点到了。

◎明明支支吾吾了好一阵会儿，都没有读出来。

◎老师知道明明不会，但是也没有太为难他。

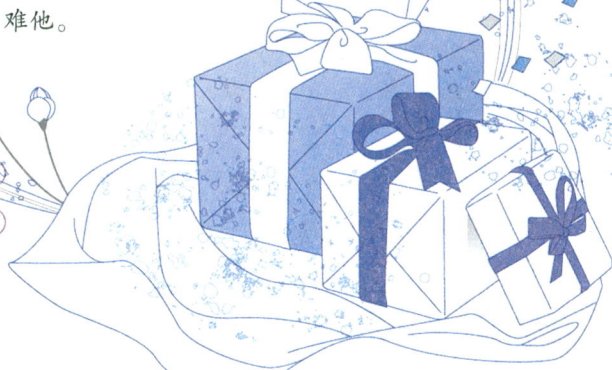

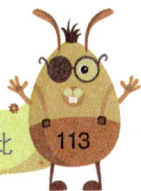

大脑能"说话"吗?

　　人类有自己的语言,动物也有,但人类语言与动物语言不同。美国哥伦比亚大学的专家专门对此作了实验,试图教一只黑猩猩手语,经过反复教学训练,猩猩能够学会简单的一些,但也很有限。专家们还发

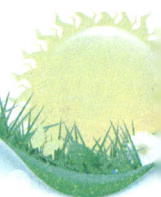

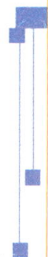

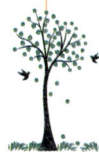

现，即便猩猩学会了那些手语，但它使用语言的方法和人类也是不一样的。这就说明了，一个生物是否能说话，大脑结构本身起了决定性的作用。

我们知道大脑可分为左右两个半球，两半球之间的功能有着显著的差异，每侧半球具有自己的优势功能，除每一半球具有感觉、运动、视觉、听觉等特定区域。而左半球的主要功能是言语机能和进行抽象逻辑思维活动。也就是说，我们说话主要是由左脑负责的。

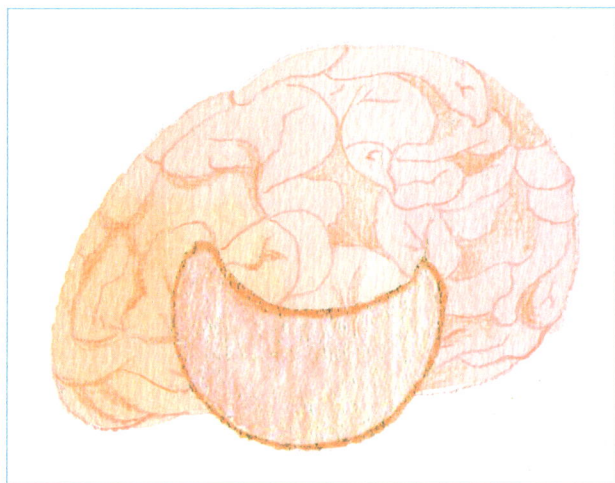

尤其需要特别强调的是虽然语言功能在左脑，但人的许多处理语言的活动都离不开右脑的参与。比如，我们认一个生词，需要有形象、想象等方面的功能，而涉及人类音乐、形象、想象等方面的能力就是右脑的作用。如果缺了左脑，右脑也是能够建立起语言能力的，只是对于线性的语言建构，只能由左脑来辨认。比如，对依赖语序表达语义的语言的理解，单凭右脑是做不到的。

我们说什么话，是由大脑发出的，首先是身体的感觉器官感触到客观事物，然后经大脑分析做出判断，形成语言后由声带发出声音。这就

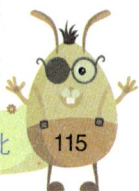

是说话的过程，值得说明的是，没有大脑，就如我们说的话，具有逻辑性的语言就无法形成，从这个意义上来说，我们在说话，其实就是大脑在"说话"。

大脑是怎么"说话"的？

说话是大脑功能里最难完成的任务之一，为了能够恰当表达你所认知到的事物，你需要完成，或者是你的大脑需要完成以下几个步骤：

到你的记忆区寻找出正确的词，与此同时还要找出正确的发音；

到大脑皮层一个叫伯罗克区寻找并发出正确的音，然后传达给控制声带、舌头、嘴唇的大脑皮层，此时完成了说话的准备；

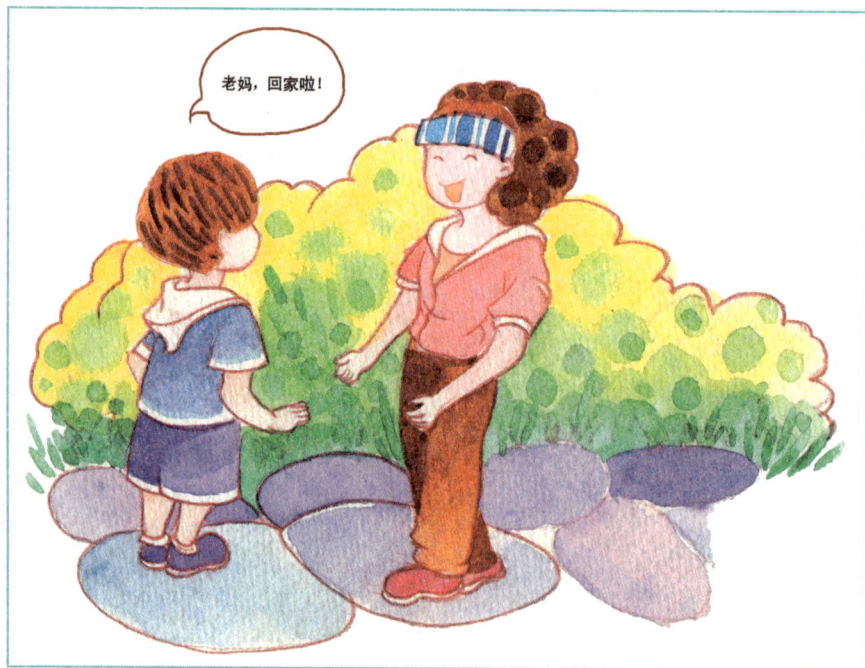

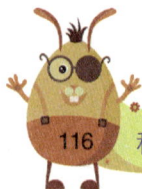

老妈，回家啦！

说话准备进行的同时需要小脑来协调，避免出现混乱；

在温尼克区把寻找出来的词按照逻辑顺序排列，最后由耳朵以及听觉区配合，完成说话。

看起来是不是很复杂呢？我们每说的一句话，都需要经过这些语言准备和语言完成的过程，但我们发现，我们说话的时候不需要考虑这些对不对？我们可不要小瞧大脑的强大功能哦！科学家们发现，一个好的演说家可以在短短 1 秒钟的时间内说出 3 个单词，即使他所处的环境非常喧嚣。

了解到这些，有些人可能会有疑惑，为什么每次说话的程序都差不多，但在某些情况下，我们会说错话，甚至是出现短时间的失语、结巴呢？

解释这些现象之前，先讲个小故事，一天明明背着书包准备去学校，出门前看到妈妈晨练刚回来，明明张口就说了句："老家，回妈啦？"显然，明明想说的是"老妈，回家啦？"但在表达的时候却出现了这样的问题，明明自己都意识不到，反而是她妈妈在一旁笑倒。

生活中类似的问题不少，当事人还不知道是自己的表达出错了，因为在他大脑中他所表达的意思是对的。

这是为什么呢？

原来，自己都意识不到的错误表达，不是因为你有多么愚蠢，而是你的伯罗克区出现了点问题，使得大脑对语言的处理出现暂时性的障碍。还有当人们处于紧张、慌张、极其愤怒的状态下，就会出现说错话、短时性失语和结巴，这是很正常的现象。

大脑与生活

在现实生活中，我们经常会说出或者听到这样一句话，那就是

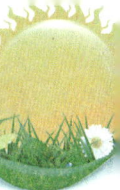

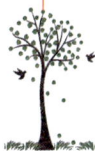

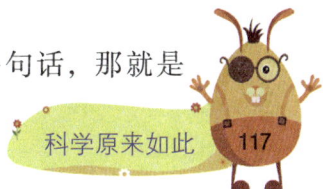

"有话好说"，这是表达事情有待商量的意思，也有好好说话，不动气的意思，这说明同一句话在不同的语境中所表达的意思也是不同的，需要我们的表达的时候，注意周身的环境，注意说话的对象。这就是古人说的"三思而后行"。

　　言语表达在我们的生活中充当着重要作用，不管我们做任何事情都少不了跟他人接触、沟通和交流，恰当得体的语言能使得我们所做的事情变得更加顺利，也减少了成功的障碍，而粗鲁不恰当的表达则会让我们的处境变得更加糟糕，因此，我们必须时刻注意我们自身的言语的表达。

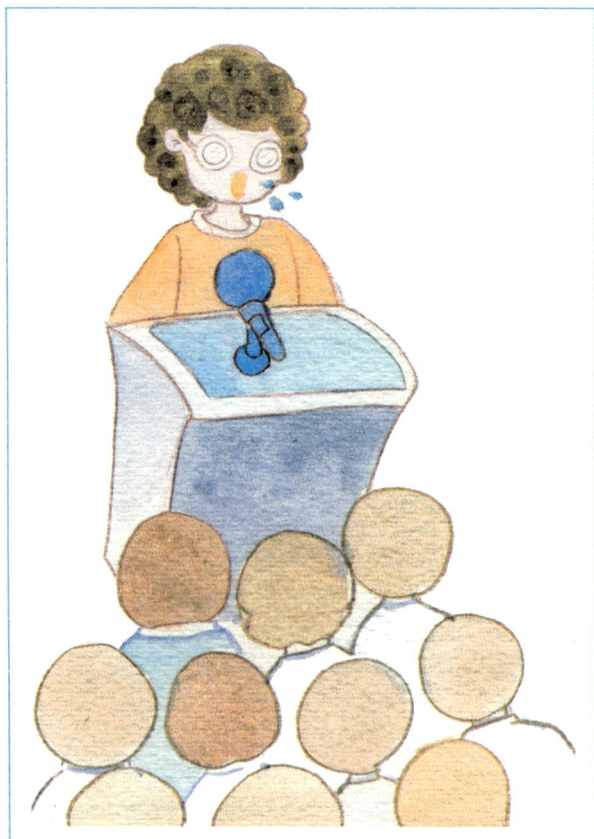

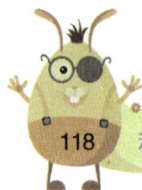

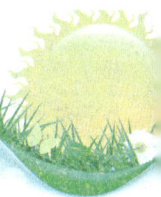

语言表达是可以通过学习和锻炼来提高的，没有人天生就是演说家，也没有谁天生就不会说话，当然除了患者。言语表达，可以通过读书提高，也可以通过生活积累沉淀，当然还有在社会生活中潜移默化中学得，方式多样，但有一点是确定的，那就是努力提高个人素养，一个人的道德素质提高了，没有理由他的谈吐会差到哪里去。

小链接

提高言语表达能力的具体方法

多读书，不求甚解。

我们说的话，都是由一个单词一个词语组合而成的，这需要大量词语的积累。而多读书、多认字是言语表达的基础。应该从小养成的阅读习惯，这将很大程度上影响到一个人今后的学习习惯和表达方式。

听听音乐，唱唱歌。

歌曲是孩子们接受和掌握语言的最佳形式，音乐中的节奏和旋律美激发孩子们的学习兴趣，他们在欣赏音乐之美的同时，自然而然就记住了歌词。不仅如此，孩子们还能在音乐中享受不一样的情感体验，这对小孩的成长至关重要。

讲故事，学道理。

孩子成长过程中，不要小看讲故事。经典的故事，不但能够教给孩子勇敢、诚实、勤劳和爱，同时也是一个非常好的语言学习课堂，还能在学习语言中感悟一些道理，可以说讲故事是教给孩子良好表达方式的捷径之一。

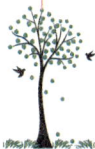

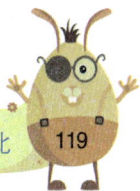

科学原来如此

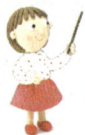 师生互动

学生：我们说话都需要经过大脑，那失语症是怎么回事？

老师：失语症是一种言语表达障碍，具体是指因与语言功能有关的脑组织的病变，造成理解和表达能力的损害，尤其是语音、词汇、语法等语言符号的理解和表达障碍。简单来说就是，患者能够理解别人说的话，构音器官的活动并无障碍，有的虽能发音但不能构成语言。失语症不包括因视觉或听觉缺陷、广泛的精神错乱等所引起的言语障碍。

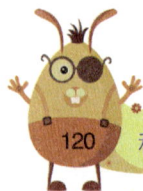

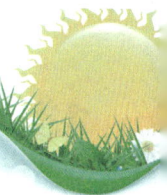

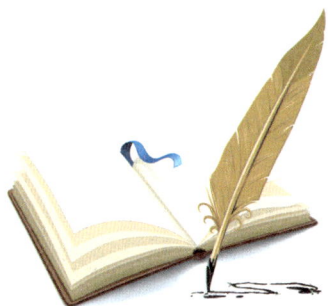

神经系统

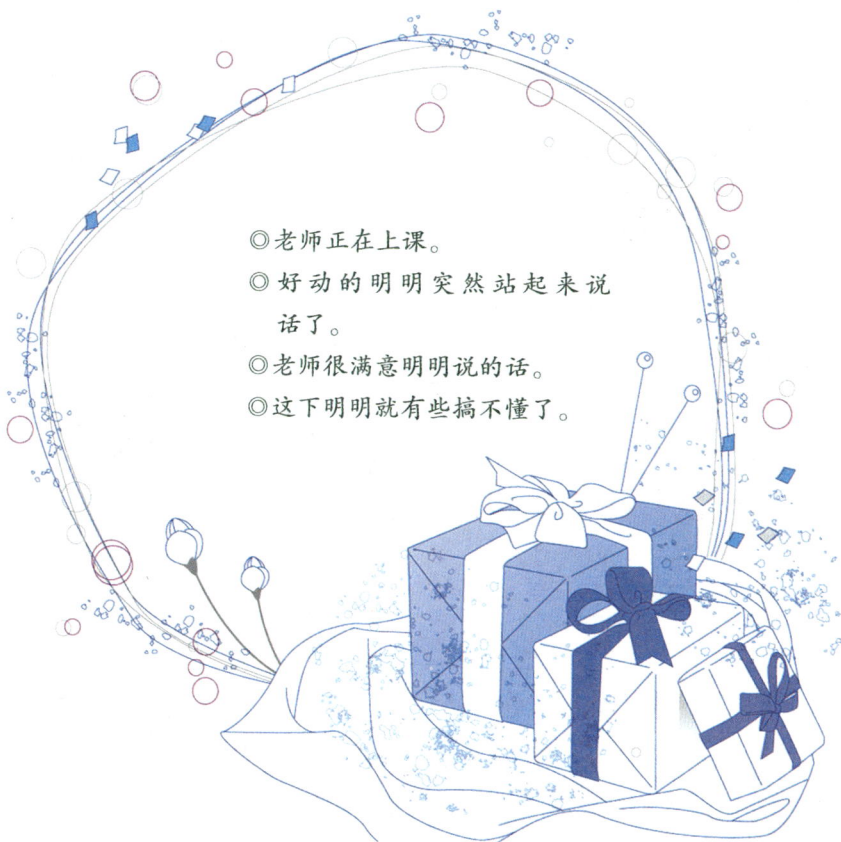

◎老师正在上课。

◎好动的明明突然站起来说
　话了。

◎老师很满意明明说的话。

◎这下明明就有些搞不懂了。

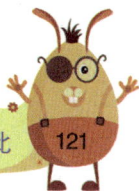

科学 原来如此

> 嗯，你说得对，我们的人脑就像网络。

> 我们的生活离不开网络……

> 我知道我知道，网络像一张蜘蛛网，把地球上不同地方的人联系起来。

> 老师，为什么我们的大脑也像网络呢？

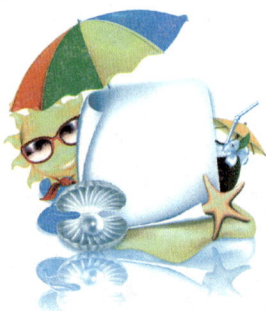

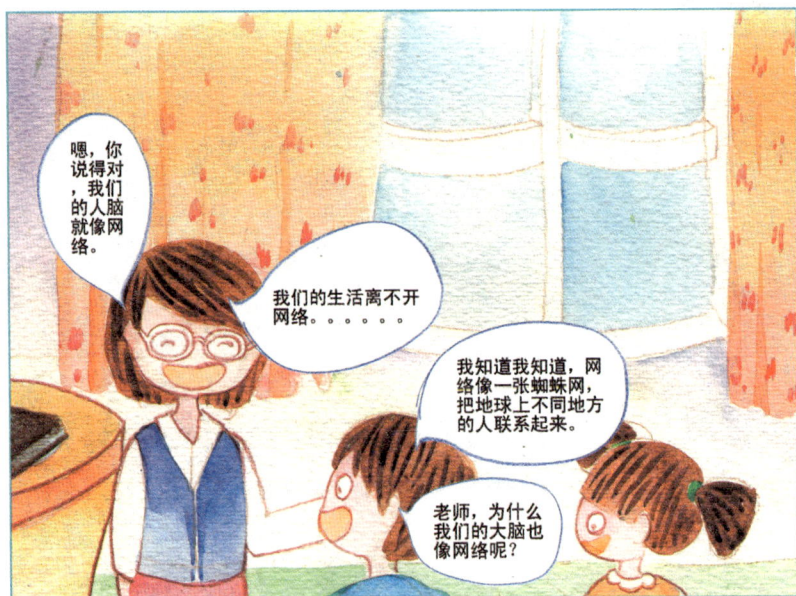

网状的神经系统

　　想要认识大脑，我们首先要认识神经系统哦！大脑中的神经系统是由一个由相互融合的神经细胞构构的网状组织。这就是为什么我们说大脑就像网络，它不仅能够将各神经元和神经细胞联系在一起，而且将身

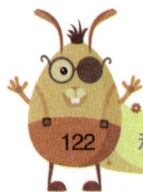

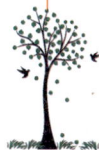

体各个器官联系在一起，统一协调，这样我们的大脑才能发挥作用。

神经系统是人体内起主导作用的功能调节系统，没有他，我们的身体根本就运行不了。那大家知道神经系统是怎么样工作的吗？慢慢看下去，下面的内容会很精彩哦！

人体的结构和功能非常复杂，但是在神经系统的直接或间接调节控制下，体内各器官、系统的功能和各种生理过程互相联系、相互影响、密切配合，使人体成为一个完整统一的有机体，实现和维持正常的生命活动。

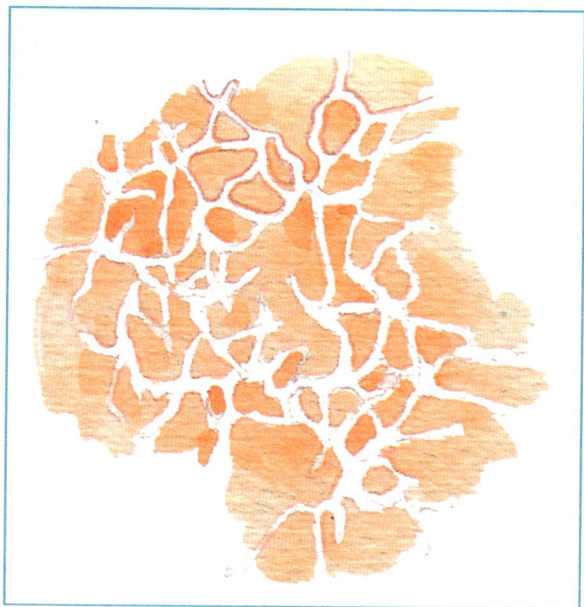

现在知道为什么说大脑像网络了吧？除此之外，神经系统还对人体内各种功能不断进行调整，以适应外界环境对人体器官各种功能的影响。可见神经系统的重要主导和调节作用是多么的重要。所以不要忘了，人类不但能适应环境，还能认识和改造世界，这都是大脑的作用哦！要是没有大脑，这一切根本就不可能做到，我们人类就像一个低等动物一样呢！

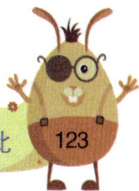

神经系统中的"总指挥"

知道神经系统的重要性，接下来是不是要了解它的构成呢？神经系统是由脑、脊髓、脑神经、脊神经、和植物性神经，以及各种神经节组成。而大脑在这个系统中起"总指挥"的作用。

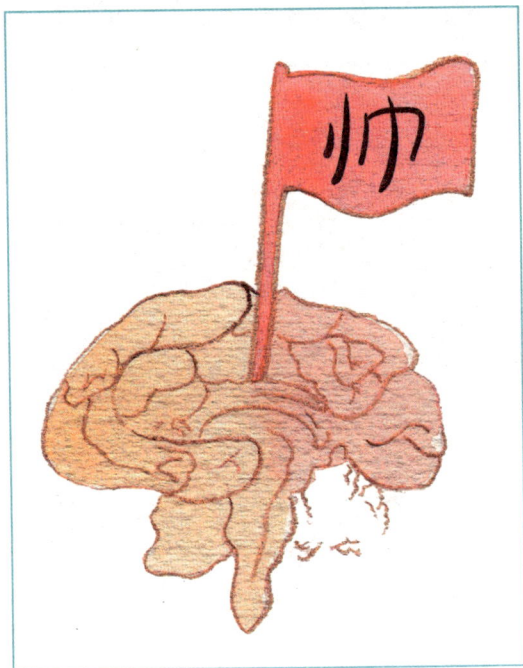

那么，我们接下来了解这个令人惊叹的"总指挥"吧！

"总指挥"可分为大脑，小脑和脑干三部分，各部分负责的事情又都不一样哦，是不是很神奇呢？我们一一来认识这些神奇吧！

首先是大脑，它是神经系统最高级部分，由左、右两个大脑半球组成，两半球间有横行的神经纤维相联系。左右脑还包括了大脑皮层、髓质、基底神经节。

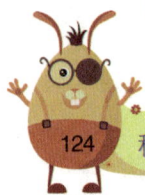

其次就是小脑了，很多人在读小脑的时候都喜欢读成小鸟哦，你有没有读错了呢？哈哈，希望没有，话又说回来，小脑的作用你了解了多少呢？

小脑在大脑的后下方，小脑主要的功能是协调骨骼肌的运动，维持和调节肌肉的紧张，保持身体的平衡。

最后就是脑干啦！脑干包括间脑，中脑，脑桥和延髓，分布着很多由神经细胞集中而成的神经核或神经中枢，并有大量上、下行的神经纤维束通过，连接大脑，小脑和脊髓，在形态上及机能上把中枢神经各部分联系为一个整体。

"总指挥" 是怎么发生作用的

我们知道，纵横交错的马路上之所以秩序井然，就是因为有红绿灯，红绿灯就是一个小小的交通指挥中心，它指示过往的车辆，维持着

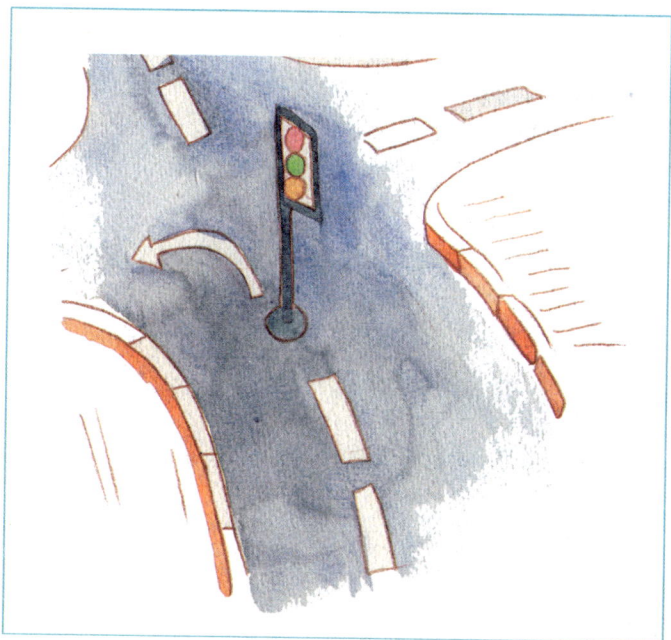

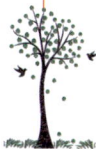

交通，为城市的治安和稳定做着贡献。我们可以大胆地试想一想，如果没有红绿灯，那么马路上每时每刻都会上演着交通事故，那是多么可怕的场景啊！这个世界可就乱了。

人体也是一样的，大脑在人类机体中充当着"总指挥"的作用，这个总指挥支配着我们身体，使得各个器官相互分工协调。在"总指挥"的指导下，人体内部结构才井然有序地工作着。结合红绿灯的重要性来想的话，要是我们身体里面没有了这个"总指挥"，还真不敢想象，会出现什么样的可怕场面。

人脑是思想意识的器官，但它不是自动产生意识形态，人脑发生作用首先需要有外界条件的影响。只有当客观外界的事物和现象作用于人们的感觉器官，就是我们看到、听到、闻到等各种感官器官感受到外界的刺激，并通过传导神经系统传达到大脑，大脑会立刻对感受到的事物进行分析，并"指挥"着人体的相应器官做出具体反应。

如果我们某个感官器官受损了，那么大脑对我们所接触的事物所做出的反应会有偏差，比如说一个色盲的人，看到的颜色和在大脑做出的判断是不同的，这就是因为这一个人的某一个感官受到损害了。

小链接

我们的大脑是"小宇宙"

中央电视台《科技博览》曾播放了一部叫《人的大脑》的科普片。片中介绍到：如果一个人孜孜不倦，每天24小时地吸收知识和信息，他的大脑所贮藏的知识信息可以是北京图书馆馆藏图书的25倍。一个经常动脑、勤于思考的人，其使用的脑

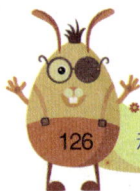

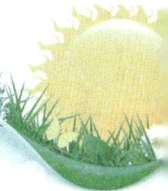

细胞仅为大脑细胞的1%，可见人大脑的容量也堪称一个"小宇宙"。要是全部都使用的话，那人类将是这个世界上最聪明的高级生物啊！

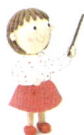

师生互动

学生：老师，既然神经系统这么重要，我们应该怎么保护它呢？

老师：其实保护神经系统并不困难，在生活中我们就能轻而易举地做到。平时要定时休息，拥有一个良好的生物钟，最好的方式是设定一个时间表，什么时间段该干什么都记录好，然后慢慢养成习惯，习惯成自然就好了。睡眠也要充足，不要一直用大脑，该休息的时候要休息，要给大脑足够的休息时间，因为大脑和我们人一样，平时也要休息。大脑不要一直停止不想事，平时要多想一些有意义的问题和学习，大脑嘛，本来就是用来思考和想事的，但是也不能太过多地使用大脑，使用时间要均衡，要适度，要合理规划和利用大脑。平时要保持一个良好心态，让整个心态维持在一个平衡的状态，不要过多的思考、愤怒、思考、忧伤、悲惨、惊恐和惊讶，这些都是能影响神经系统的。另外还要多吃一些有益于大脑的食物或者补品，比如脑白金，或者猪和鱼还有鸡鸭的脑髓什么的，这些，都是补品，对神经系统的帮助是很大的，能给它营养，从而让我们能想更多的事情，一想事情，大脑才会得以开发，我们也才会变得更加聪明。所以，为了更加聪明，应当要多思考哦。

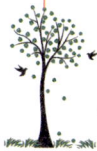

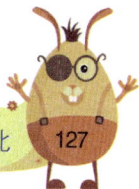

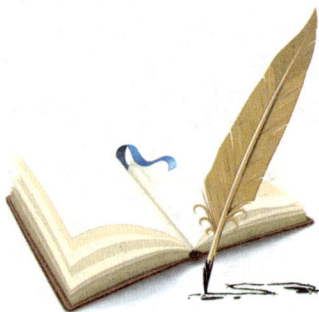

头疼是不是因为想太多

◎明明在家里写作业，妈妈把桌碗拾掇好后坐在明明旁边。

◎妈妈耐心给明明讲解难题，时不时用手揉太阳穴和眉间。

◎明明写完数学，转身拿语文作业的时候，发现了妈妈的异状。

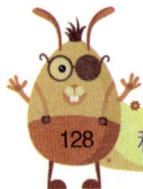

妈妈,你是不是又头痛了,你是不是想太多事情了?你真的不需要去看医生吗?

妈妈,数学写完了,语文还有很多题目我不会……

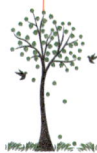

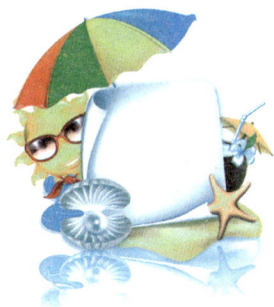

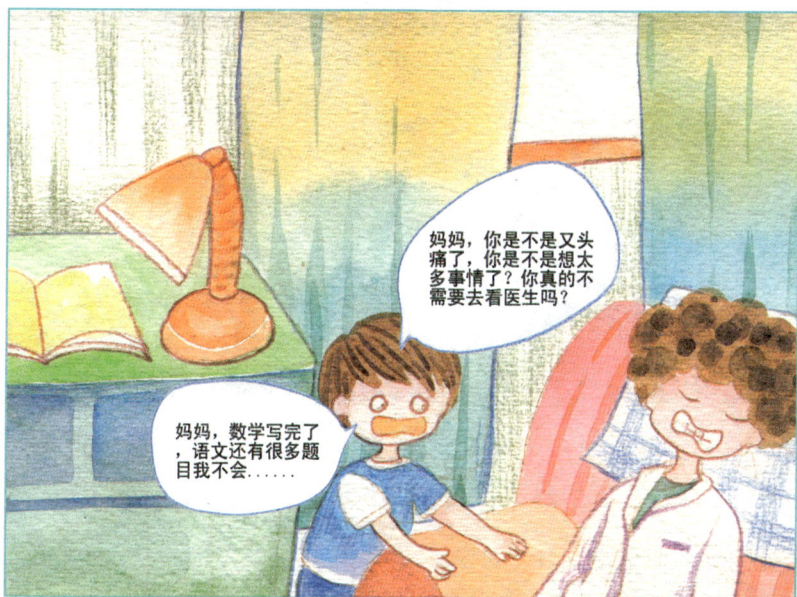

人为什么会头疼?

我们明明没有生病,为什么有时候还觉得头特别疼呢?很多人都有这样的疑问。

头疼并不罕见,事实上,我们现实生活中就经常遇到,据统计,在

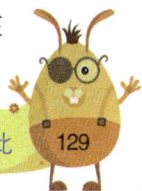

人的一生中，80%的人会有头痛的经历。生病了头疼，想太多了头会疼，失眠了头会疼，生气了头也会疼……可以说，不管是大人小孩，都有过头疼的经历。但是为什么我们为什么会头疼呢？有时候甚至是没有来由的疼。

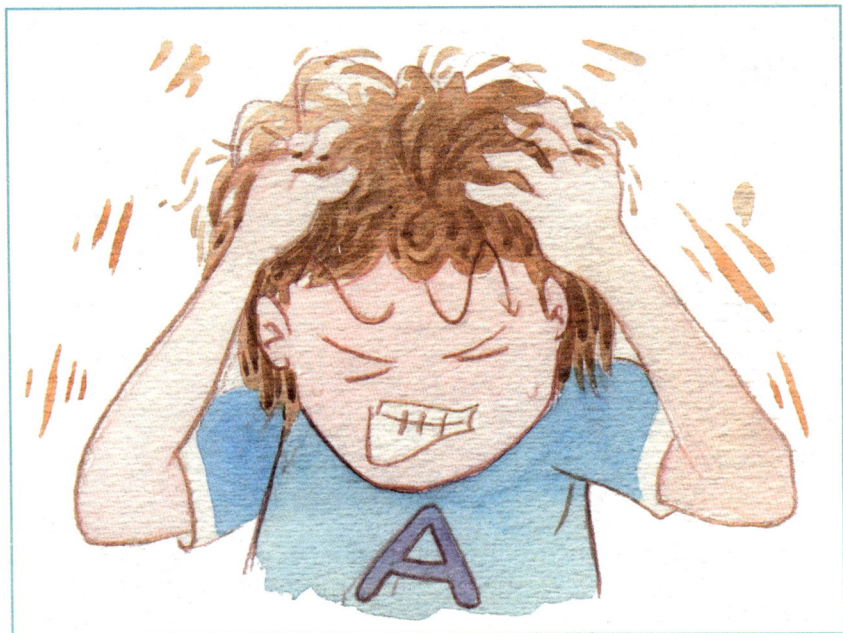

那么，我们先要了解头疼是什么。也许你会说，头疼就是头疼呗，还能是什么？如果是这样，你就大错特错了。

头疼是很多疾病的一种表现，也是人体受到伤害刺激后发出的一种保护性反应。当我们的脑膜受到了刺激，血管收缩使张力增加引起头疼，也可能是我们脑部在提醒我们氧气不足，需要更多氧气的信号。

医学上对头疼的解释是：头痛通常指局限于头颅上半部（包括眉弓耳轮上缘和枕外隆突连线上）的疼，痛病因较复杂，由颅内病变、颅外头颈部病变、头颈部以外躯体疾病及神经官能症精神病引起。头痛的病程有长有短，长期慢性头痛是人脑内并无严重的器质性病变，它虽

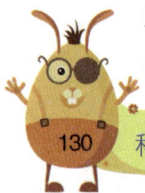

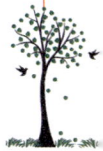

不引起严重后果，但影响人们的生活质量，有一些头痛是由致命性疾患引起的，必须高度警惕。引起头疼的因素有很多种，接下来为大家一一介绍：

物理因素：顾名思义，就是由于外界的剧烈刺激，从能引起颅内外炎症、损伤，脑膜受到刺激，或者支配的感觉神经受到刺激；重物的压迫等原因导致血管牵引、伸展、移位、扩张等都能引起头痛。感到全身不适，也会引起偏头痛。

饮食因素：过量咖啡、过凉食品（如冰激凌）、酒精等由于饮食不当也会引发头疼。容易诱发头痛的食物排行分别是：巧克力、酒精饮料、生乳制品、柠檬汁、奶酪、红酒等。

睡眠因素：由于睡眠严重不足而引发了头痛，这是比较常见的偏头疼病因。晚上失眠，那么第二天很有可能就会头痛欲裂。

疾病因素：眼、耳、鼻及鼻窦、牙齿、颈部等病变可刺激神经，反射性或扩散性的影响头面部，都会引起反射性或牵涉性偏头痛。

神经精神因素：受到外界的刺激，身心承受力有限，因此产生忧虑、焦虑等情绪，从而导致偏头痛的发作。生活或工作中遇到种种不愉快或是生气、焦急、激动等剧烈的情绪刺激后会引起头疼。

这些因素刺激了位于颅内外组织结构中的感觉神经末梢，通过相应的传导通路传到大脑而感知。

头疼有很多种

话说回来，头疼又不只是头疼本身那么简单哦。头疼也分很多种，不了解不知道，了解后保你吓一跳！

医学上根据不同类型，把头疼分为：紧张性头疼、血管性头疼、偏头痛、脑血管病性头疼、颅内感染性头疼、脑肿瘤性头疼、头部器官疾

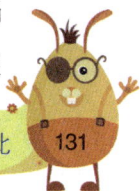

病头疼、肌肉收缩性头疼、功能性头疼等。

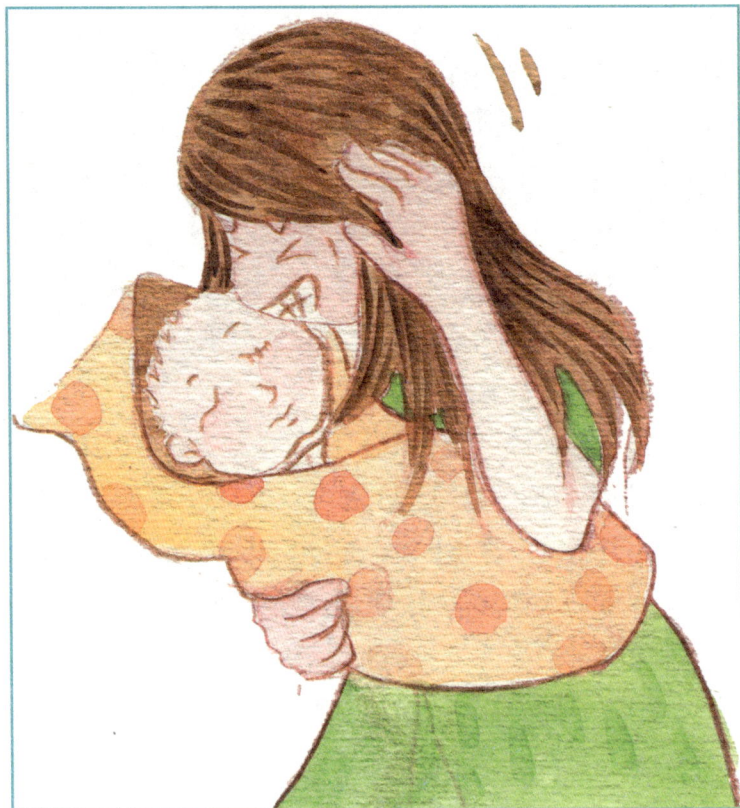

头疼的部位也不相同，有发际作痛、后脑勺疼、太阳穴痛、单侧头痛、面下部头痛、全头痛、前额头痛、颅外头痛、颅内头痛、枕部疼痛等。

头疼也分人群，儿童头痛、经行头痛、妊娠合并偏头痛以及产后头痛，等等，这一项主要针对生完孩子的阿姨们。

头疼的痛法也不同，分为清晨或上午头痛，夜间头痛，中度或轻度头痛，电击样痛或刺痛的头痛，剧烈头痛，扩张开来的面头痛，重压感、紧箍感或钳夹样头痛，搏动性头痛等。

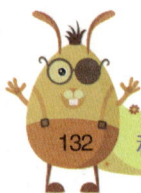

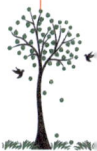

头疼预防要做好

头疼的发生，很大程度上影响了我们的生活，所以应该在生活中注意预防头痛，下面就为大家介绍一些能够预防头痛的办法，小朋友们，一定要注意哦：

科学饮食：巧克力、咖啡和可可等含有能够使血管收缩的物质，随着血管的扩张会引起头部疼痛感，所以不能过量食用这些食品。人体内缺乏镁是人们患经常性头疼的原因，因此，大豆、全谷食物、海产品、核桃等含镁丰富的食物应该多食。

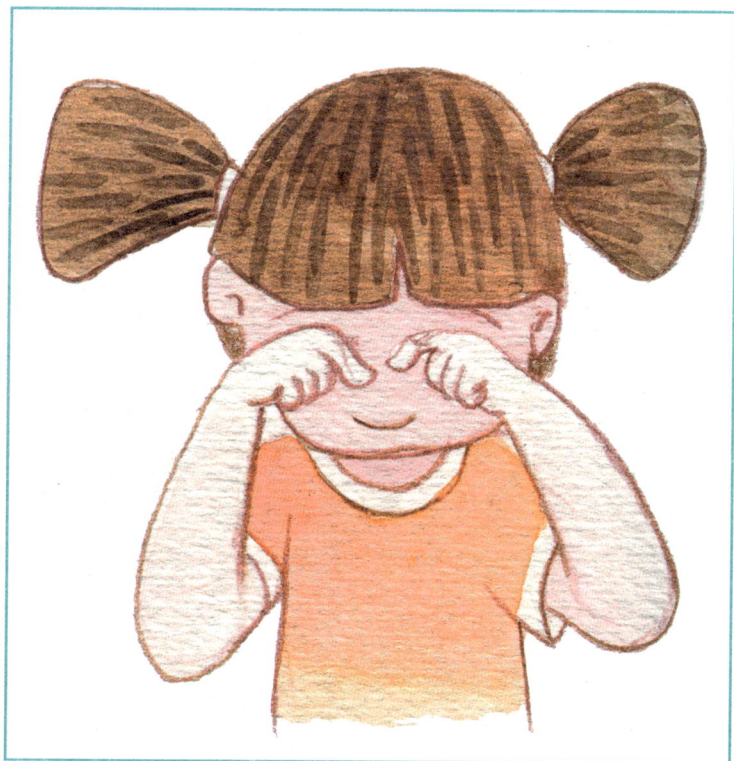

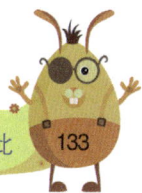

合理睡眠：由失眠引起的头疼在我们的现实生活中很普遍，充足的睡眠也可摆脱头痛的困扰，因此平时就要注意提高睡眠的质量。但需要注意是不能用被子蒙头睡觉，因为蒙着被子，氧气的吸入减少了、二氧化碳增加了，这样睡一觉醒来后极易患头痛。

保护眼睛：如果长时间观看电视或操作电脑，就难免会增加视力的负担，负担加重了就会引起头疼。此外，眼睛经受不易察觉的闪烁也会使大脑疲劳而引起头痛。因此，需要我们合理用眼，保护视力，如果眼睛累了就及时休息，做眼保健操或者远眺都是不错的放松方式。

自我按摩：学一些简单的头部按摩，感觉头很重的时候适当按摩一会儿，就能够减轻头疼的症状，不论你采取以上哪种方式，按摩时你会感觉很舒服轻松。

及早治疗：长期性头疼，或者实在没有别的办法缓解的情况下，你要及时去看医生，及早治疗。

小链接

头疼护理须知

1. 轻度头痛，一般不用休息，适量服用止痛药，如去痛片等。如有剧烈头痛，服药后必须卧床休息。

2. 远离喧嚣，睡眠环境要保持安静，室内光线尽可能柔和。

3. 少饮酒最好是戒酒，酒精对大脑有直接刺激作用，刺激大脑血管强烈收缩。特别是高血压患者，因为酒精很有可能诱发脑血管破裂引起"出血性脑血管病"，严重者可危及生命。

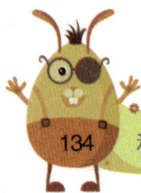

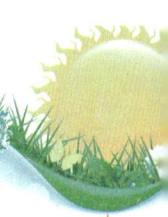

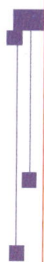

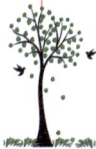

4. 心态要平和，大喜大悲可直接刺激大脑神经中枢，轻者可引起头晕、头痛，重者可引起大脑复杂的病理、生理、生化的系列变化，甚至还能引起脑梗塞、脑出血、脑死亡等一系列严重威胁生命的并发症，因此要避免大喜大悲的不良习惯。

5. 适当锻炼，运动是治疗头晕、头痛的一种重要方法。适当的运动，可使心跳加快、血管适度收缩，血液循环加速，促进身体各器官的血液循环，增加大脑的供血量。即使你头不晕也不疼，也应该注意进行适当锻炼，因为生命在于运动。

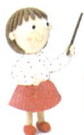

师生互动

学生：老师，什么是偏头痛？

老师：偏头疼是反复发作的一种搏动性头疼，它发作的前兆是闪光、视物模糊、肢体麻木等，一开始出现一侧头部一跳一跳的疼痛，并逐渐加剧，直到出现恶心、呕吐后，感觉才会有所好转。同时，它是一种可逐步恶化的疾病，发病频率通常越来越高。偏头疼患者比平常人更容易发生大脑局部损伤，进而引发中风。一个人偏头疼的次数越多，大脑受损伤的区域会越大。偏头疼在安静、黑暗环境内或睡眠后头疼可以得到缓解。

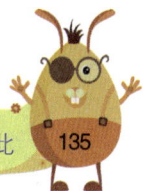

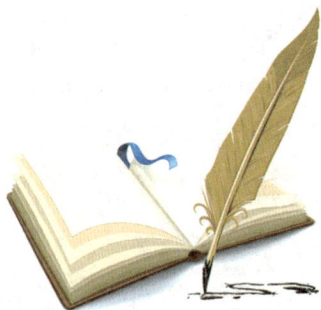

为什么我不及格

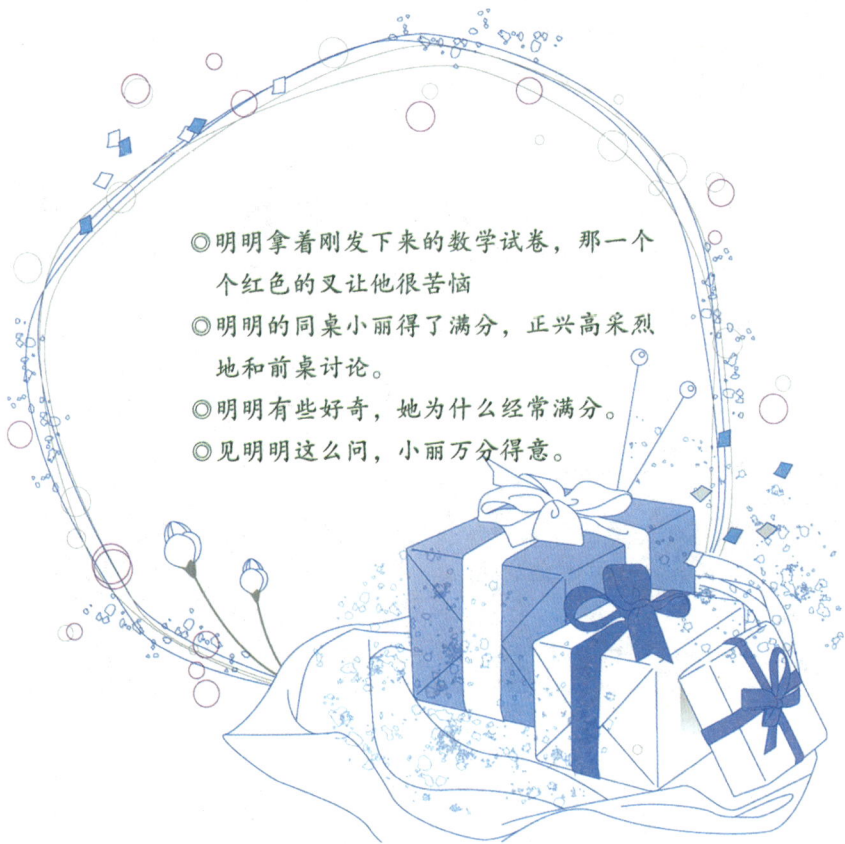

◎明明拿着刚发下来的数学试卷，那一个
个红色的叉让他很苦恼

◎明明的同桌小丽得了满分，正兴高采烈
地和前桌讨论。

◎明明有些好奇，她为什么经常满分。

◎见明明这么问，小丽万分得意。

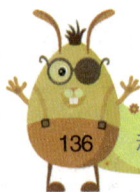

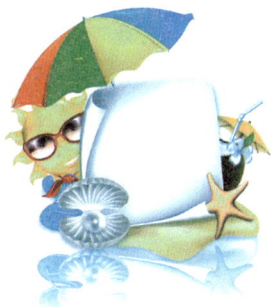

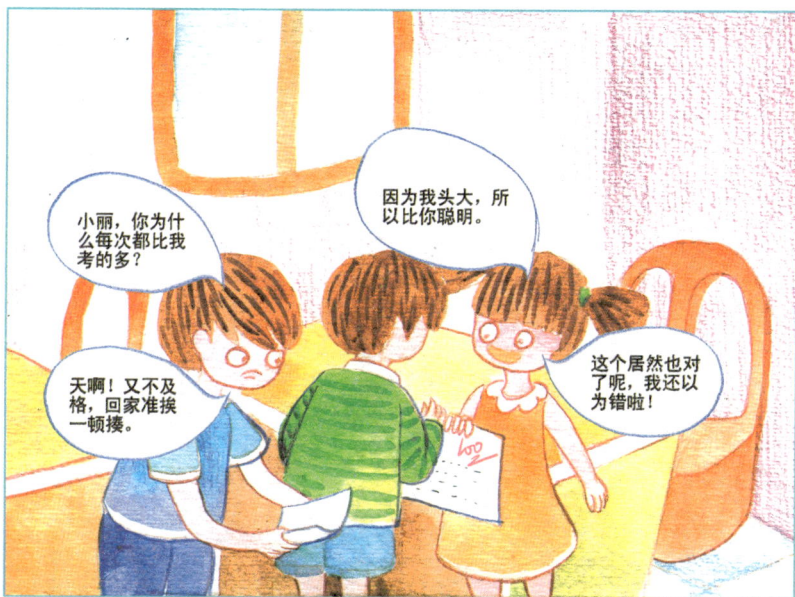

头大的孩子比较聪明吗？

你是不是也有这样的疑惑？别的小朋友比自己聪明，难道是因为他们的头比我们的大吗？

当然不是的。人脑也是一门很深的学问，下面就由我来告诉你吧！

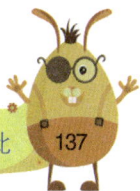

　　人的大脑由约 140 亿个细胞构成，重约 1400 克，大脑皮层厚度约为 2～3 毫米，总面积约为 2200 平方厘米，人的脑细胞像一个数据库，每天都会更新，而细胞的产生和死亡是更新的形式。据估计脑细胞每天要死亡约 10 万个，越不用脑，脑细胞死亡越多。如果在写作业的时候你偷懒，不勤动脑，那么久而久之你就会发现身边的小朋友都比你聪明，所以我们要学会多动脑，勤思考。

　　你知道吗？我们的大脑储存信息的容量相当于 1 万个藏书为 1000 万册的图书馆！而且人类对自己的大脑使用率是 100%，大脑中并没有闲置的细胞，每个细胞都发挥着重要的作用。我们生活中的一言一行，都与大脑息息相关。

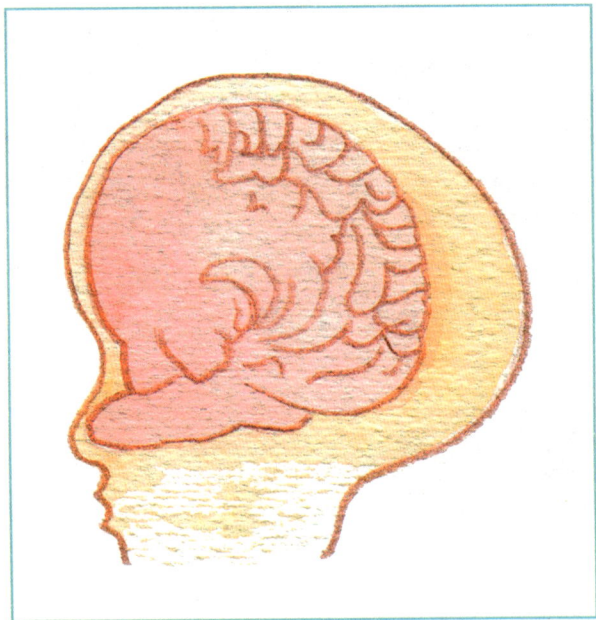

正确认识大脑

　　人类的大脑形状像是核桃，看起来是一整块，但它是所有器官中最

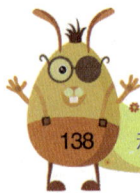

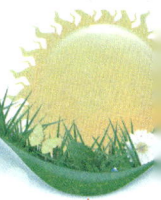

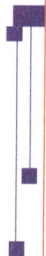

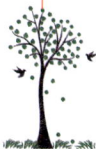

复杂的一部分，根据各功能不同，人类的大脑可以区分为三个部分：脑核、脑缘系统、大脑皮质。

脑核部分是掌管人类日常基本生活的处理，包括呼吸、心跳、觉醒、运动、睡眠、平衡、早期感觉系统等。

脑缘系统具有负责行动、情绪、记忆处理等功能，除此之外，脑缘系统还负责体温、血压、血糖以及其他居家活动等。你的喜怒哀乐都源于脑缘系统哦！

大脑皮质则负责人脑较高级的认知和情绪功能，它区分为左大脑和右大脑两部分。左、右脑是中枢神经系统的最高级部分，相当于人体各个机能正常运转的总指挥。

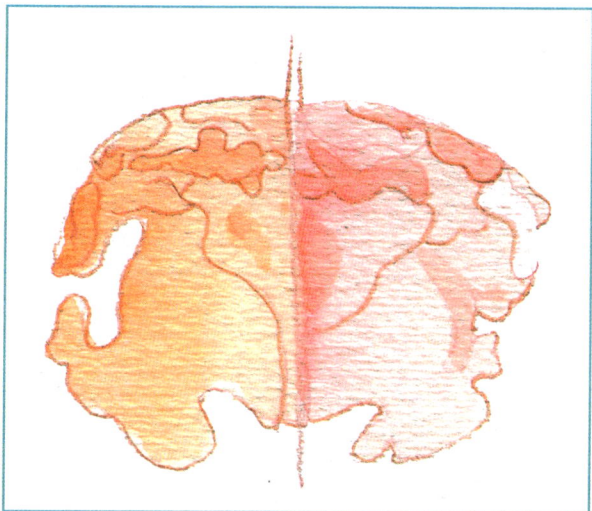

左脑和右脑的功能又不同，如果你是一个左脑支配的学习者，那么你很有可能更加倾向于以下几点：

喜欢有一定顺序的事物；

最有效的学习习惯是从部分到整体；

喜欢词汇、符号、字母，会优先选择语音阅读系统；

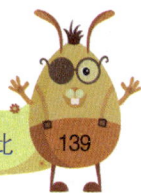

更加关注内在经验。

但倘若你是一个右脑支配的学习者，那有以下几点与左脑支配的学习者不同：

更喜欢随机事物，通常不按理出牌；

最有效的学习习惯是从整体到部分，与左脑学习者相反；

喜欢图画、图像、表格，会优先选择语言阅读系统；

更加关注外部经验。

小小头脑，大大宇宙

构成大脑皮质的四个脑叶，它的主要组成细胞则是脑神经元。神经细胞具有可塑性，科学家曾对大脑的潜能进行估计，由神经细胞连接而成的神经网络，具有非常大的潜能。

人的智力发展离不开大脑发育与开发。关键期是大脑发育的重要阶段，婴儿生命的最初三年，是神经细胞形成树突的关键期，5 岁前是智力发展最为迅速的时期。因此，在此期间注重智力的开发，其效果会事半功倍，反之，则事倍功半。

适当的听觉、体觉、视觉的刺激，将有助于脑部胶原神经细胞的发展，这就是关键期对孩子智力的开发，在这个阶段，脑部正在作整个脑神经网络的建构工人，为了后期学习打下坚实基础。

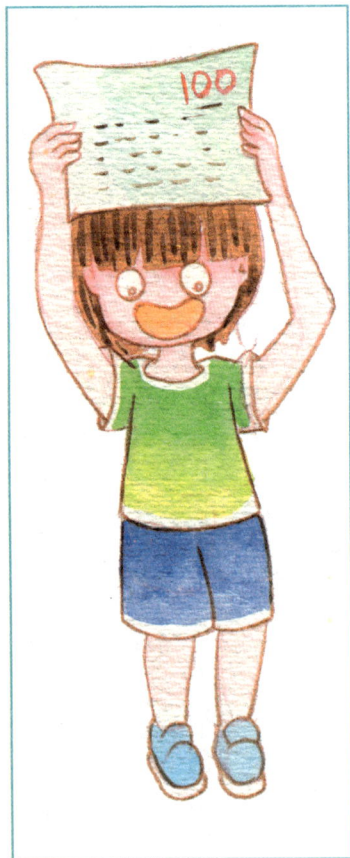

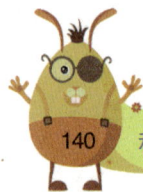

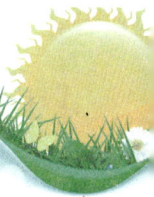

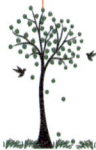

青少年时期，是大脑完全发育的过程。这时期，大脑中的新的灰质、白质、树突和突触逐渐形成完整的系统，它使得青少年在接触世界、学习新知识的时候理解更多、记得更牢。不难发现，这一阶段的人们不管遇到什么新的事物，还是换了什么样陌生的环境，都能够很快接受，很容易融入，正是因为在此时期形成的神经连接使得人们受用一生，而不用的连接就会永远被淘汰。

因此，青少年是一个可以全面提高脑功能的重要阶段，通过学习、阅读、交流等等方式提高人们假设、洞察事物发展、演绎、分析和逻辑推理的能力，培养良好的行为习惯，将会影响一个人的一生。

人类的大脑也需要经过幼稚走向成熟的过程，不是一朝一夕形成的，这是一个循序渐进的发展过程，所以不管身处什么年龄段，我们都应该时刻牢记，多动脑、勤思考，让我们的大脑得到最大潜力的开发，这样就不怕身边的人比我们聪明啦！

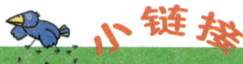

小 链 接

比别人聪明的办法

觉得自己比别人笨的小朋友请不必担心，你不是脑子比别人笨，而是潜能没有得到很好的开发，因此，在平时生活中应多加注意对智力的开发，对良好行为习惯的培养，这样你也可以成为一个优秀的人。

开发我们的大脑，需要一定的耐心和毅力，记住哦，只有坚持不懈，才能登上人生的高峰，千万不能急躁，心急吃不了热豆腐，也做不了大事的，只有脚踏实地才能完成。

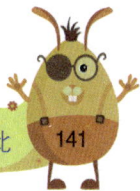

放声读书或者唱歌，要加上亲切而又丰富的表情和动作，这样可以培养的语言能力，以及丰富自己的感情。

多听音乐，要求节奏明快，内容积极向上，培养乐感、节奏感。

勤学好问，多思考，多动手，必要的时候可以手、脚、脑并用。培养思考能力、分析解决问题能力。

多交朋友，学会跟别人沟通交流。培养交际能力，语言表达能力。

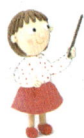

师生互动

学生：大脑可以储存大量信息，但为什么有些发生过的事情我们总是记不起来呢？

老师：人类记忆有两大存储系统：一是"短时记忆"，或叫"工作记忆"，只能记住目前正在思考的几件事情；二是"长时记忆"，可以储存积累了一辈子的想法和经验。工作记忆能让我们想起具体的细节，而长时记忆只能为我们提供大体的印象而不能想起细节，所以我们经常会觉得某一件事情有印象，但记得不清晰。因此，古语云：温故而知新。只有不断温习旧的知识，才能记得牢，并且学到新的知识。由此可以看出，单独只是依靠大脑，有些东西我们是不能永远记住的，还要靠我们的勤奋——温故知新。

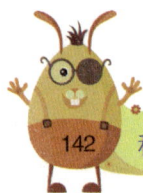

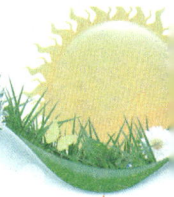
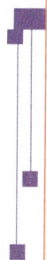

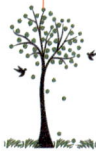

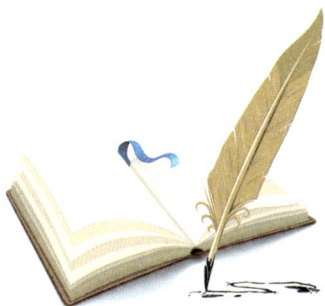

与大脑一起成长

◎明明今天生日，为庆祝他的生日，家里
聚集了很多小朋友。

◎明明对着蜡烛许愿，小朋友们唱起了生
日歌。

◎吹了蜡烛，吃蛋糕的时候妈妈问明明许
了什么愿，明明却不愿回答。

◎妈妈送礼物，说祝贺明明又长了一岁，
也对他抱了一些期望。

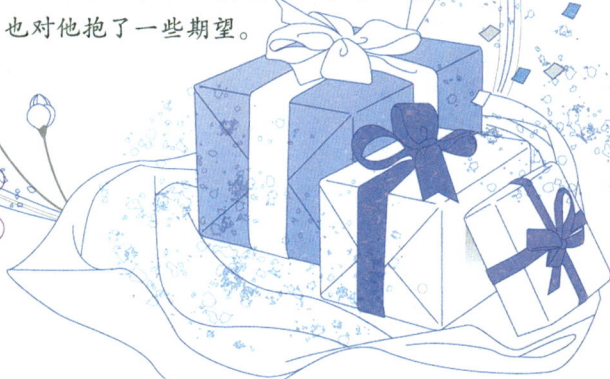

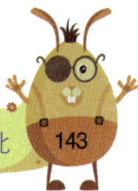

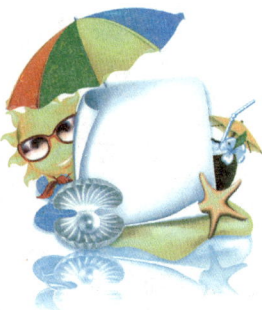

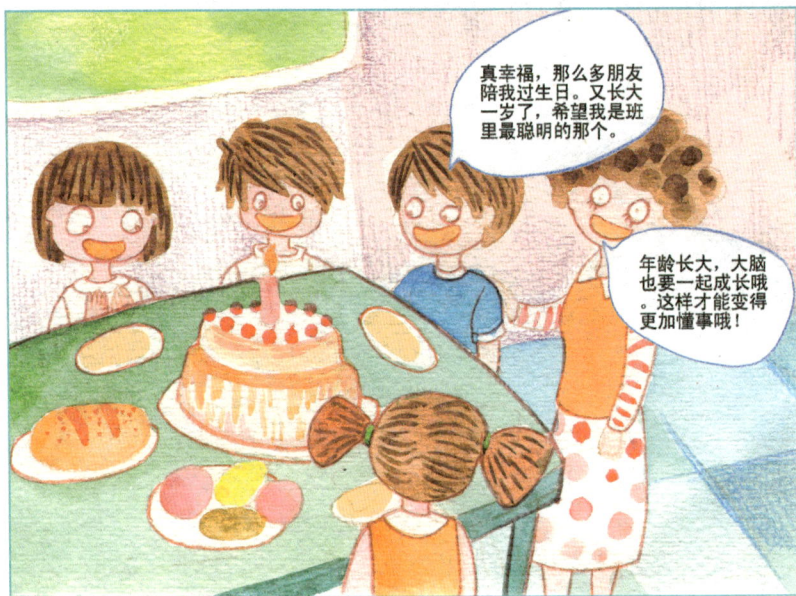

大脑成长的"婴儿"时期

　　大脑跟人一样，随着年龄的增长而"长大"哦！当然这里说的长大并不是个体由小变大，而是渐进的发育过程。

　　5岁的时候你在干什么呢？上学了吗？你还记得不记得5岁以前的

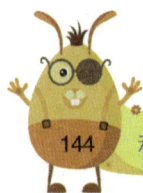

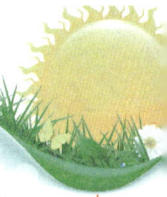

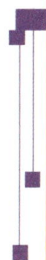

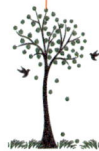

事情？很多人都不记得了，小时候的事情总能够在爸爸妈妈或者爷爷奶奶口中得知，但我们的记忆却很模糊了。

记不得是很正常事情，因为5岁以前，你的大脑属于"婴儿"阶段。

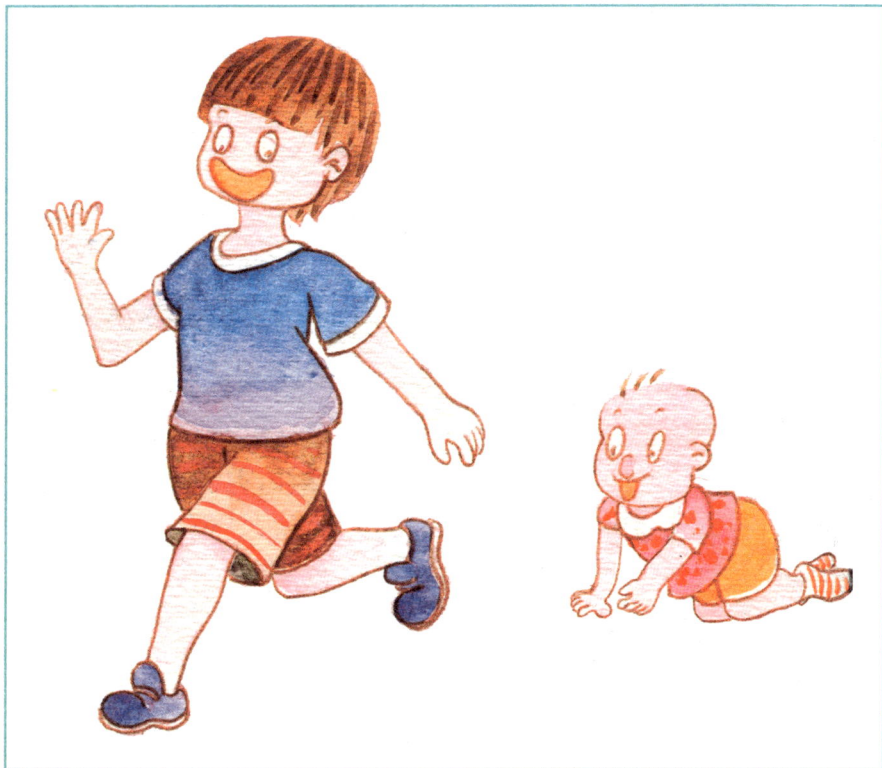

人出生的时候，就知道呼吸、吮、吞、哭闹，6个月前你能做的事情很少，简单的伸懒腰、流口水、打嗝、咳嗽、抓东西，除了生存的本能，你几乎不能做什么事，原因是你的大脑还没有发育。

6个月后，你的脑子大了一倍，这个时候神经元也随之成长，神经突触开始形成，除了简单的肢体动作，你开始学习，受大人的影响，你能够通过面部表情来表达你的需求，比如肚子饿的时候哭，别人逗你的时候你会笑，在婴儿床上你还学会了打滚……

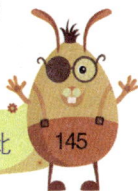

当你 1 岁的时候，你学会爬甚至起身走路，虽然经常跌倒，但你的小小身体变得灵敏，有时候还能让大人急得团团转，因为多动的你不知道又钻到哪里去了。掉地上的玩具你也会捡起来，虽然你的舌头和嘴唇还不太灵光，但你开始学着说话，家人会因为你是不是蹦出来的话开怀不已。

2 岁的时候，你已经能跑了。看到自己习惯的玩具，你也可以理直气壮指着它说："妈妈，我要！"你也能告诉大人，你想上厕所了，裤子湿的时候你还会自己脱掉。

3 岁，你说的话不再是简单的一个字或者一个词，你可以说一些简单的话了，你学会自己吃饭，学会拿起笔乱画。

4 岁的时候，你的大脑随着你的个头长大了，你能做的事情有很多，你可以自己吃饭，不再需要大人喂你，你能听歌，听故事，看电视，还会模仿别人。

5 岁，你已经学会跟别的小朋友一起玩了。很多人这个时候已经待在幼儿园里，跟越来越多的人接触，开始学习越来越多的东西。

大脑成长的"少年"时期

6 岁以后，你觉得自己已经懂事了，成为"小大人"。你的大脑皮层里面的神经元继续发育成型，这个阶段你的好奇心最强，记性最好，学东西最快，当然，你也上学了。

通过连续的不断学习、增强使神经细胞体积增大、结构完善，轴突、树突迅速增长，侧支增多，突触发育完善，构成复杂的网络，这个时候你的大脑的重量已达到成年时的 95%，能量消耗值也达到最高峰。你开始学会运用逻辑思维，对他人付诸信任，也开始理解自己的思维过程。你带着强烈的好奇心继续体验着这个世界带给你的感受。

6～20 岁是你大脑继续发育的黄金时期，你可能从一个乖巧的小孩

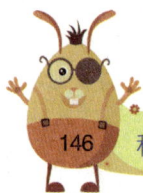

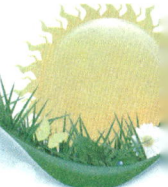

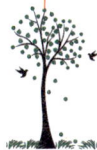

变成顽劣自私，做事鲁莽，冲动急躁的少年，这不能怪你，因为这个事情的你大脑的神经连接还远远没有成熟。

少年的你成长的特点让人喜忧参半。这个时候，你大脑仍然具有较大的可塑性，可吸纳大量的知识，是学习的黄金时段；但另一方面，青少年对冲动情绪的自控能力较差，处于叛逆期的你很容易走上歪路，比如，吸毒、酗酒、吸烟、斗殴等。

处于这个年龄段的我们，应该充分利用时间，投入到学习中获取新知。不管是在学校埋头苦读还是校外社会实践，亦或是利用艺术陶冶情操，你都应该保持良好的行为习惯，促进大脑的良性成长。

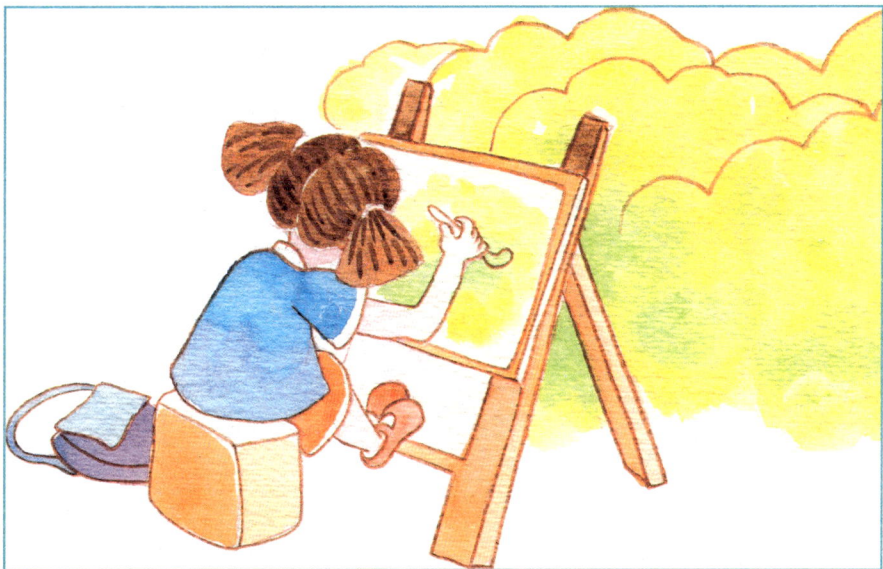

大脑成长的"成熟"期

20岁后，你也已经成年，大脑活力达到鼎盛后逐渐下降，据科学家们研究，大脑活力要 27 岁才开始出现缓慢而持续的下降，然而，每个人的脑力下降速度不尽相同。

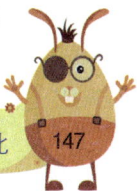

看到这里你是不是觉得有点沮丧？其实，这不需要担心，因为相对于大脑的自然衰退，最重要的还是你自身的努力，因为后天的思维锻炼与人生阅历会增加人的智慧，遇到问题的时候，你能够灵活熟练地处理，也可以更加冷静地应对突发事件。可以说，后天的努力很大程度上弥补了大脑的自然衰退。

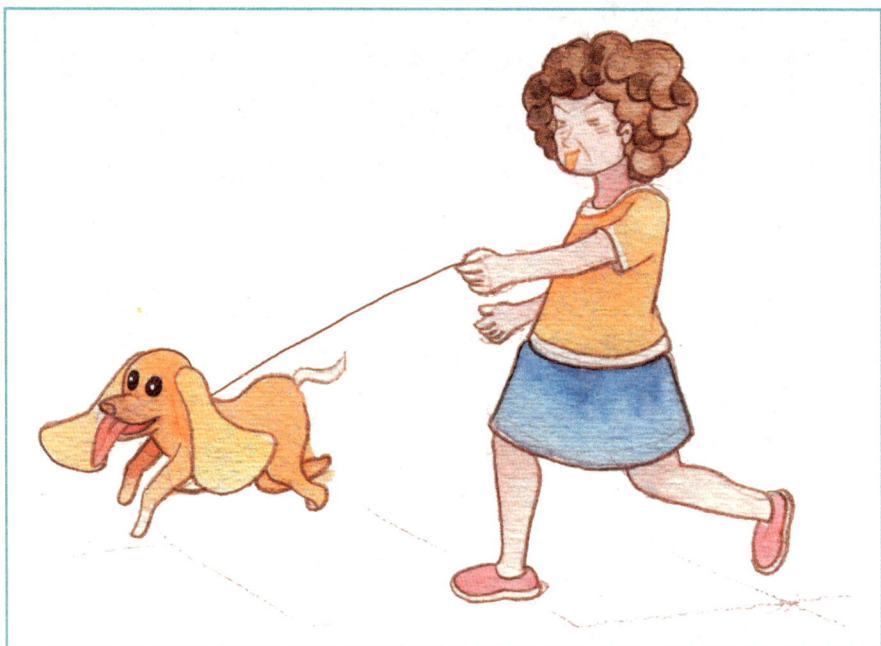

等你65岁后，脑细胞不断减少，你开始健忘，记忆力大不如前，你发现自己经常忘记别人的姓名，想不起常用的东西搁在哪儿了，甚至有时茶壶就握在自己手中还四处寻找。没人愿意变老，但也不必过于悲观，而更应该放下一切顾虑和担忧去尽情享受生活，夕阳并不像我们想象的那么暗淡。

据研究结果表明，心情更放松的人比整天忧心忡忡的人更不容易的精神疾病。另一项研究结果还显示，与孤独和紧张的人相比，善于保持

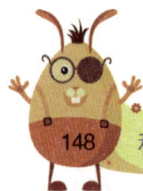

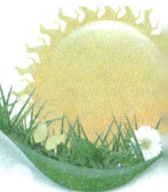

心情平静的人得精神疾病的机会减少50%。因此，尽管我们的大脑可能不会像我们的皮肤一样长皱纹，但它们还是需要细心照料。平时就要多出去散散步、玩玩拼字游戏，还要找机会开怀大笑。

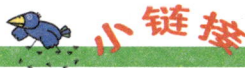

小链接

开发大脑小窍门

没有人天生就是笨蛋，后天的努力更为重要。因此，在日常生活中，我们要重视对大脑的开发，使我们的大脑变得更加高效。下面举一些生活中的例子：

开心很重要。俗话说得好，笑一笑十年少，我们在开怀大笑的时候，大脑皮层的某个区域都比较活跃，会影响到大脑细胞的活跃度。开心和学习效率相关联，心情越好，学到的知识就越多。

绿色营养不可少。仅占百分之三的大脑，它所消耗的能量却占到人体耗能总量的六分之一，而绝大多数能量都被用于维护日常运转，这就需要我们给大脑补充"能量"。有研究表示，饮食结构会影响人的智商，时常与垃圾食品为伍，会削弱人的智力，因此，我们要养成良好的饮食习惯，多吃绿色食品，给大脑补充绿色营养，确保大脑健康正常运行。

远离倒时差。有的人习惯了晚上不睡，白天不起，这样的倒时差会给大脑的健康带来危害。因为在频繁的倒时差过程中，大脑会释放出许多有害激素，从而损害记忆。所以要养成

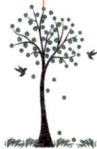

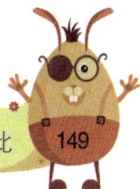

良好的睡眠习惯。此外，"闲着"会让大脑细胞老化，其实最好的解决方法是锻炼，就像专业运动员也需要每天锻炼一样，我们要是整天闲着的话，会加快脑细胞的老化。

与大脑对话。脑需要重复输入信息，才能记得牢，每一次回顾记忆间隔的时间越短，记忆的效果越好。大脑能做哪些事情、不能做哪些事情，你可以以对话的形式"告诉"大脑。科学家建议用自言自语的方式对大脑说话，如果是积极性的鼓励语言，大脑会更加活跃。

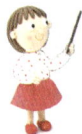

师生互动

学生：我以后老了，不想成为老年痴呆，怎么办？

老师：体育锻炼会发挥作用。适当的锻炼可以帮助老年人提高注意力和抽象思维能力。不要小瞧锻炼的作用，除了能够减速脑细胞老化之外，锻炼还会帮助老年人稳定血糖水平。齿状脑回是海马体内帮助储藏记忆的组织，它受血糖水平的影响，体育锻炼可以稳定血糖水平，那么也可以间接改善记忆力哦，要是你身边有老人的话，就和他们说说，或者带着他们一起去锻炼哦。

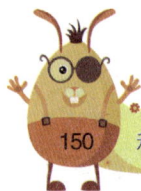

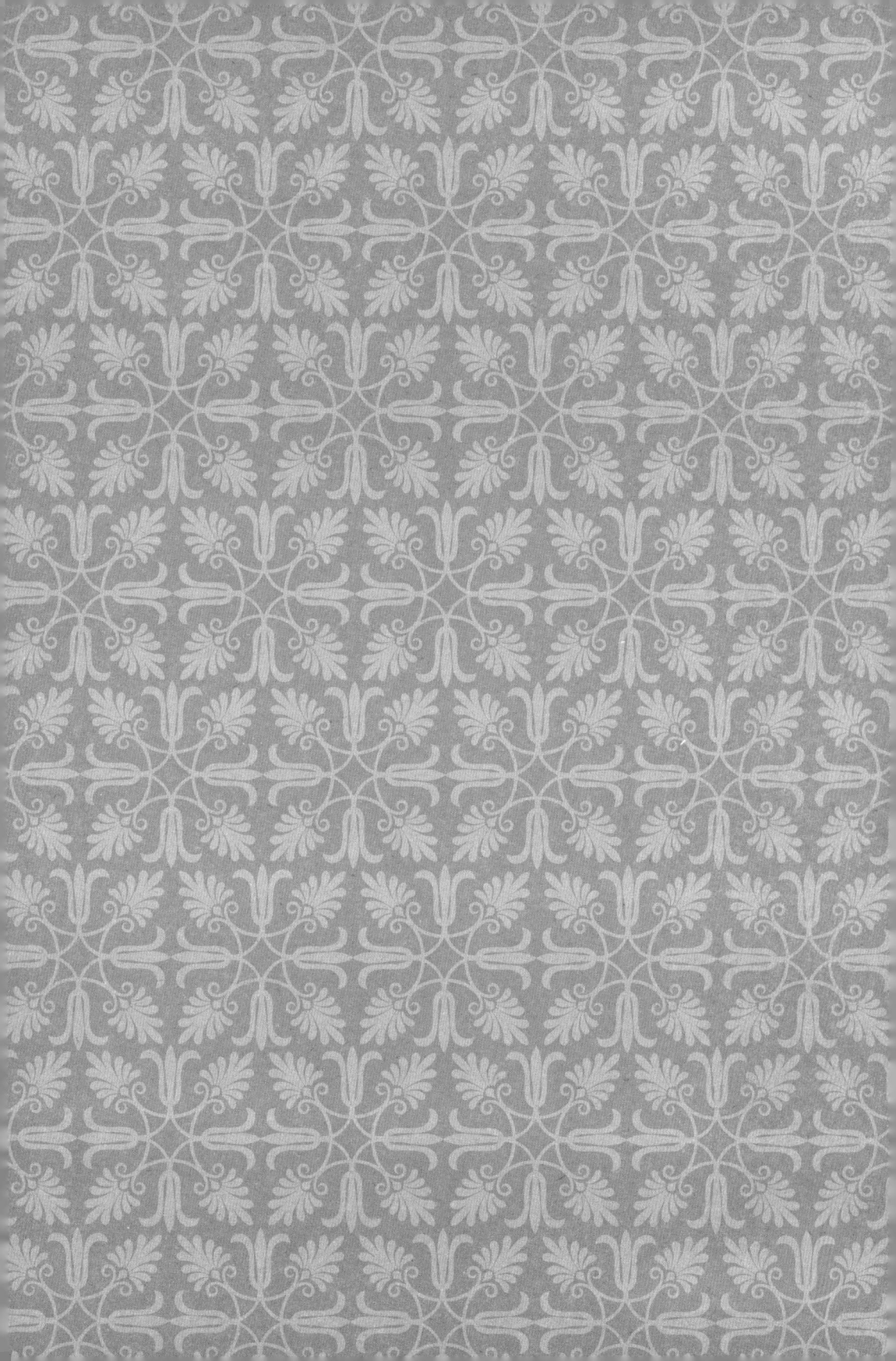

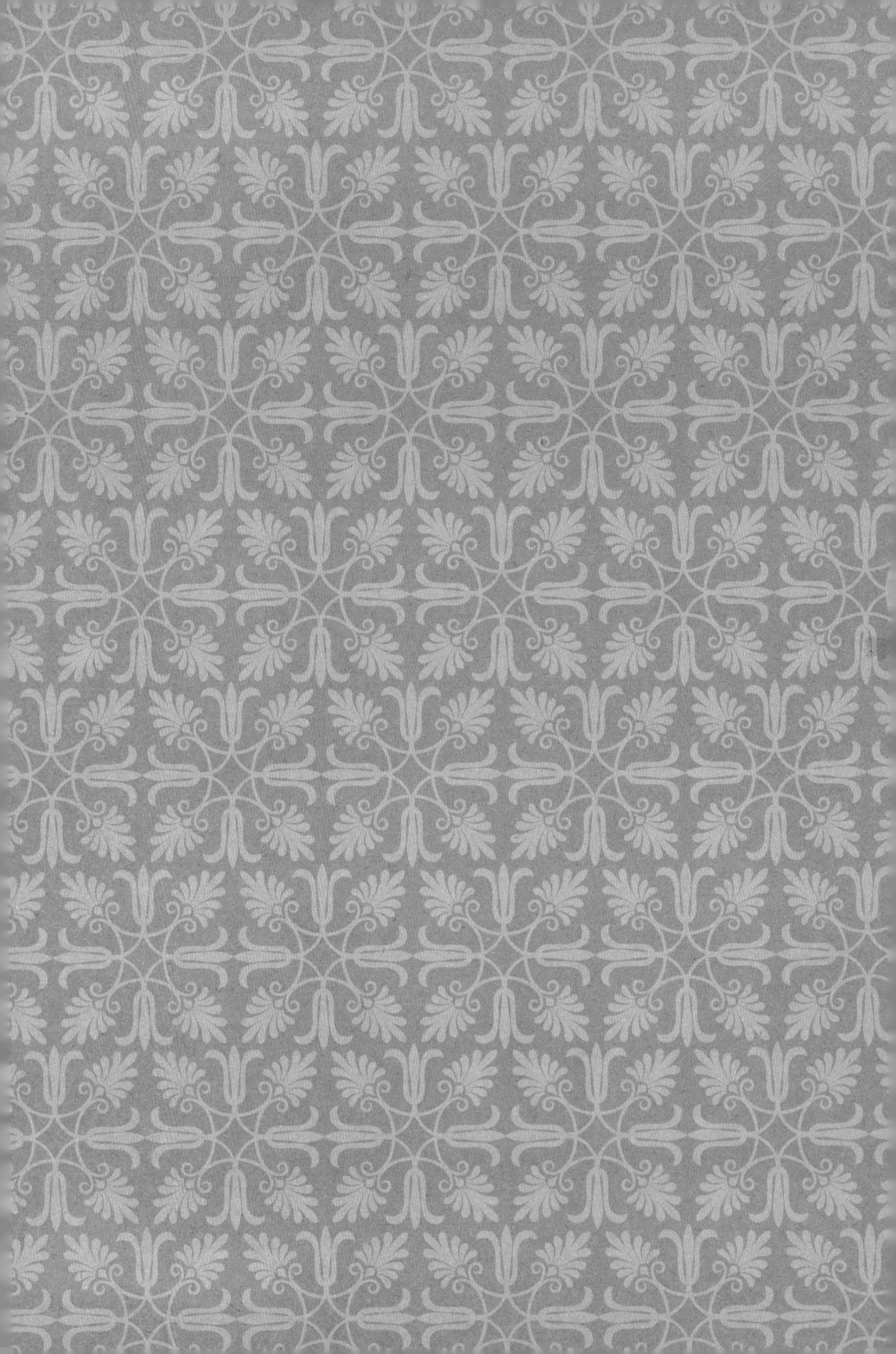